AF555691

DÉPARTEMENT DE L'HÉRAULT

RAPPORT GÉNÉRAL

SUR LES

TRAVAUX

DES

CONSEILS D'HYGIÈNE PUBLIQUE

ET

DE SALUBRITÉ

PRÉSENTÉ A

M. LE PRÉFET DE L'HÉRAULT

PAR

E. BERTIN-SANS

PROFESSEUR A LA FACULTÉ DE MÉDECINE DE MONTPELLIER
VICE-PRÉS[t] DU CONSEIL CENTRAL D'HYGIÈNE PUBLIQUE ET DE SALUBRITÉ DE L'HÉRAULT
INSPECTEUR RÉGIONAL DE L'ASSISTANCE PUBLIQUE

1889

MONTPELLIER
IMPRIMERIE CENTRALE DU MIDI
(Hamelin Frères)

1890

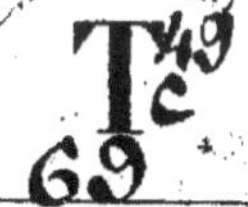
T[49]c
69

RAPPORT GÉNÉRAL

SUR LES TRAVAUX

DES CONSEILS D'HYGIÈNE PUBLIQUE

ET

DE SALUBRITÉ

DU

DÉPARTEMENT DE L'HÉRAULT

Tc 43
69

DÉPARTEMENT DE L'HÉRAULT

RAPPORT GÉNÉRAL

SUR LES

TRAVAUX

DES

CONSEILS D'HYGIÈNE PUBLIQUE

ET

DE SALUBRITÉ

PRÉSENTÉ A

M. LE PRÉFET DE L'HÉRAULT

PAR

E. BERTIN-SANS

PROFESSEUR A LA FACULTÉ DE MÉDECINE DE MONTPELLIER

VICE-PRÉS[t] DU CONSEIL CENTRAL D'HYGIÈNE PUBLIQUE ET DE SALUBRITÉ DE L'HÉRAULT

INSPECTEUR RÉGIONAL DE L'ASSISTANCE PUBLIQUE

1889

MONTPELLIER

IMPRIMERIE CENTRALE DU MIDI

(Hamelin Frères)

1890

CONSEIL CENTRAL

D'HYGIÈNE PUBLIQUE ET DE SALUBRITÉ

DE L'HÉRAULT

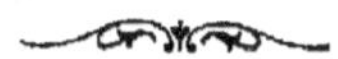

MM. LE PRÉFET, *Président.*

BERTIN-SANS, professeur à la Faculté de médecine, *Vice-Président.*

HAMELIN, Professeur à la Faculté de médecine, *Secrétaire.*

SALLÈLES, Chef de bureau à la Préfecture, *Secrétaire adjoint.*

BENOÎT, Professeur honoraire à la Faculté de médecine.

CASTAN, Doyen de la Faculté de médecine.

DIACON, Directeur de l'École supérieure de pharmacie.

LÉENHARDT, Président de la Chambre de commerce de Montpellier.

GLAIZE, Professeur à la Faculté de droit.

MARÈS, Secrétaire perpétuel de la Société d'agriculture.

MOSSÉ, Professeur agrégé à la Faculté de médecine.

POURQUIER, Médecin-Vétérinaire.

LAISSAC, Maire de Montpellier.

DÉANDREIS, Député de l'Hérault.

VIGOUROUX, Docteur en médecine.

MM. Pezet, Pharmacien.
Parlier, Ingénieur en chef.
Blanc, Agent-Voyer en chef.
Thierry, Chef de bataillon, Chef du génie.

Commissions cantonales d'hygiène de l'arrondissement de Montpellier

---

Canton de Cette

MM. le Maire, *Président.*
Touchard, Directeur de la Santé.
Cathala, Docteur en médecine.
Teulon, — —
Peyrussan, — —
Tichy, — —
Simonot, Pharmacien.
Noell, —
Fenouillet, —
Batard, Ingénieur des Ponts et Chaussées.
Baudrand, Médecin-Vétérinaire.

Des Commissions cantonales d'hygiène ont été organisées dans les cantons de :

Mauguio......... le 21 septembre 1849 ;
Ganges.......... le 24 février 1849 ;
Aniane........... le 17 juillet 1849 ;
Lunel...... .... le 23 septembre 1865.

Elles n'ont pas fonctionné ou ne fonctionnent plus.

CONSEIL D'HYGIÈNE

DE L'ARRONDISSEMENT DE BÉZIERS

MM. le Sous-Préfet, *Président.*
Thomas, Docteur en médecine, *Vice-Président.*
Sicard, — — *Secrétaire.*
Cavalier, — —
Levère, — —
Jaudon, Procureur de la République.
Baldy, Ingénieur des Ponts et Chaussées.
Crozals (de), Négociant.
Roques, Brasseur.
Bonnet-Garras, Pharmacien.
Couloума, —
Paget, —
Gilis, Médecin-Vétérinaire.
Bourrié, Agent-Voyer d'arrondissement.
Roux, Ingénieur-Architecte.

Commissions cantonales d'hygiène de l'arrondissement de Béziers

Canton d'Agde

MM. Romieu, Maire d'Agde, *Président.*
Salva (Louis), Docteur en médecine.
Roger, Docteur en médecine.
Carrié (Emmanuel), Docteur en médecine.
Gelly, Juge de paix.
Philip, Pharmacien.

MM. Salva (François) fils, Pharmacien.
Bénézech, Conducteur des Ponts et Chaussées.
Vigné (Gaston), Vétérinaire.

Canton de Bédarieux

MM. Vernazobres, Maire de Bédarieux.
Privat (Léon), Docteur en médecine à Lamalou.
Martin, ancien Pharmacien.
Pastre, Docteur en médecine.
Cros, Docteur en médecine.
Ménard (Joseph), Docteur en médecine.
Rascle, Maire de Graissessac.
Cavaillé, ancien Adjoint au maire de Bédarieux.

Canton de Capestang

MM. Lamur (Paul), Maire de Capestang, *Président.*
Guilhaumon (Maurice), Propriétaire à Capestang.
Raux (Marcelin), Propriétaire à Capestang.
Villebrun, Docteur en médecine.
Desroys (Henri), Propriétaire à Capestang.
Marc, ex-Notaire à Nissan.
Planès, Pharmacien.
Bernard (Louis), Conseiller général.
Dieulafé, Vétérinaire.
Fabrié, Docteur en médecine à Puisserguier.

Canton de Florensac

MM. Dental (Pierre), Maire de Florensac, Conseiller général.
Moulin (Léopold), Docteur en médecine.
Itié-Mallet, Négociant à Florensac.
Roger-Lagriffoul, Propriétaire à Pinet.
Thoulouze, Maire de Castelnau-de-Guers.

MM. Lagriffoul, Maire de Pomérols.
Roger (Arthur), Propriétaire à Pinet.
Vincent (Jocelin), deuxième Adjoint au Maire, à Florensac.
Gour (Jean), Propriétaire à Pomérols.

Canton de Saint-Gervais

MM. Chabaud, Maire de Saint-Gervais, Conseiller général.
Vidal (François), Docteur en médecine.
Sainet, Officier de santé au Poujol.

Canton de Montagnac

MM. Granal (Emile), Propriétaire.
Dessalles (Rodolphe), Négociant.
Sénaud (Théophile), Vétérinaire.
Gelly (Maurice), Négociant.
Aubrespy, Pharmacien.
Nichet (Louis), Notaire.
Laroze (Guillaume), Négociant.
Vallau (Arnaud), Propriétaire.
Arnaud (Albin), Docteur en médecine.

Canton de Murviel-lez-Béziers

MM. Guy, Maire de Murviel.
Mollon, Vétérinaire.
Guiches, Docteur en médecine.
Laux, Docteur en médecine.
Aïn (Dauphin) fils, Propriétaire à Murviel.
Durand, Propriétaire à Murviel.
Blanc (Lucien), Maire de Saint-Geniès-le-Bas.

Canton de Pézenas

MM. Montagne, Maire de Pézenas.
Cassan, Docteur en médecine.
Martin, Docteur en médecine.
Sabatier, Docteur en médecine.
Merle, Vétérinaire.
Mas, Architecte à Pézenas.

Canton de Roujan

MM. Senaux, Docteur en médecine.
Daïsse, Docteur en médecine à Gabian.
André, ancien Maire de Roujan.
Greilhet, ancien Maire de Pouzolles.
Pagès, Pharmacien à Magalas.
Garenq, Maire de Neffiès.
Terrisse (Bernard), Propriétaire.
Couderc (Léopold), Propriétaire à Pouzolles.

Canton de Servian

MM. Maffre, ancien Conseiller d'arrondissement.
Marmoyer (Joseph), Médecin.
Maury (Gabriel), Vétérinaire.
Rolland (Jean), ancien Maire de Montblanc.
Garenq, ancien Maire de Valros.
Bournhonnet, ancien Maire de Servian.
Delhon, ancien Maire de Puissalicon.

CONSEIL D'HYGIÈNE

DE L'ARRONDISSEMENT DE LODÈVE

MM. le Sous-Préfet, *Président.*
Hugounenq (Pascal), Chimiste, *Vice-Président.*
Refrégé, Docteur en médecine.
Soudan (Auguste), Manufacturier.
Ségondy (Félix), Ingénieur civil.
Rouquette (Auguste), Docteur en médecine.
Crouzet (Auguste), Docteur en médecine.
Phalippou, Docteur en médecine.
Poulenc, Avocat.
Rémezy, Vétérinaire à Gignac.
Orsaud, Vétérinaire à Lodève.

Commissions cantonales d'hygiène de l'arrondissement de Lodève

Canton de Clermont

MM. Ronzier-Joly, Docteur en médecine.
Vailhé, Docteur en médecine.
Maistre (Jules), Manufacturier à Villeneuvette.

Canton de Gignac

M. Malabouche, Docteur en médecine.

Canton du Caylar

M. Roquefeuil (Frédéric), docteur en médecine.

CONSEIL D'HYGIÈNE

DE L'ARRONDISSEMENT DE SAINT-PONS

MM. le Sous-Préfet, *Président*.
Bertrand, Docteur en médecine.
Trassy, Vétérinaire.
Bourdel, Pharmacien.
Granel, Docteur en médecine.
Marquès, Pharmacien.
Salles, Agent-Voyer d'arrondissement.
Azaïs (Charles), Maire de Saint-Pons.

DÉPARTEMENT DE L'HÉRAULT

RAPPORT GÉNÉRAL

SUR LES TRAVAUX

DES

CONSEILS D'HYGIÈNE PUBLIQUE

ET DE SALUBRITÉ

MONSIEUR LE PRÉFET,

Si vous voulez bien jeter les yeux, comparativement, sur le tableau ci-joint qui résume cette année les opérations des Conseils d'hygiène de notre département et sur celui de l'année dernière, vous constaterez tout

	St-PONS	LODÈVE	BÉZIERS	MONTPELLIER	ENSEMBLE
Séances........	0	II	VI	IV	XII
Aff. industr. de 1re classe....	0	1	0	6	7
— de 2me classe...	0	3	1	7	11
— de 3me classe...	0	2	4	15	21
— de régime spéc..	0	0	1	1	2
— non classées....	0	0	2	0	2
Questions d'hygiène municip.	0	1	6	4	11
Vœux et réclamations.......	0	2	5	7	14

d'abord qu'en présence d'un nombre d'affaires sensiblement égal et d'une tendance à peu près égale aussi de nos collègues à user désormais de leur droit reconnu d'initiative, le nombre total comme le chiffre particulier des séances a pourtant baissé et cela dans une assez forte mesure, puisque l'ensemble en est tombé à 12 au lieu de 16, et que Saint-Pons n'a tenu aucune séance en 1889 au lieu d'une en 1888, Lodève 2 au lieu de 3, Béziers, se maintenant à cet égard le plus actif, 6 au lieu de 7, et Montpellier 4 au lieu de 5. C'est là un recul éminemment regrettable sur une voie de progrès que nous étions pourtant loin d'avoir parcourue jusqu'au bout.

Ce n'est pas seulement parce qu'un même nombre d'affaires à discuter, réparti entre un nombre inférieur de séances, implique un examen plus rapide et des délibérations plus hâtives, c'est aussi et surtout parce qu'il y a dans cette rareté des séances une entrave à l'initiative des membres des Conseils, que je reviens sur ce sujet déjà soumis à votre attention, Monsieur le Préfet, dans mon Rapport de l'année dernière. J'estime en effet que les observations et les avis de nos collègues peuvent exercer une influence salutaire sur l'hygiène de notre département, et qu'il y a lieu d'en provoquer le plus possible la manifestation.

Mais ce n'est pas, Monsieur le Préfet, le seul regret dont j'aie à vous renouveler l'expression. Dans mon

Rapport sur les travaux des Conseils d'hygiène en 1887, je me plaignais d'un abus enraciné dans notre population industrielle, et qui consiste à demander l'autorisation administrative d'un établissement après l'avoir construit et souvent aussi mis en plein fonctionnement. Demander la permission légale après l'avoir prise me paraissait une concession à la loi de nature à témoigner pour elle plus de méprisque de soumission.

Rien ne paraît changé à cet égard, Monsieur le Préfet, et s'il y a quelque changement ce serait plutôt, j'en suis convaincu, dans le sens d'une aggravation du mal.

On trouverait, en effet, à propos d'une quantité d'affaires mentionnées dans ce Rapport, une formule de présentation variant dans ses termes au gré des rapporteurs, mais qui revient toujours par son sens à cette antithèse significative : l'établissement *projeté* présente dans son *installation*, etc.

L'un de nos collègues s'est élevé avec force cette année contre cette habitude générale d'illégalité en des termes que je vous demande la permission de reproduire ici.

« L'historique de la demande en question, a dit M. Glaize, mérite l'attention du Conseil : c'est toujours la même procédure contraire à toutes les règles, qui consiste à construire un établissement insalubre, et à le faire fonctionner sans autorisation, sauf plus tard à invoquer le fait acquis pour solliciter la bienveillance de l'autorité et essayer de lui arracher cette autorisation, en faisant valoir que son refus entraînerait pour le pétitionnaire un grave préjudice. Il serait bon, une fois pour toutes, que l'on fît bonne justice de procédés pareils, qui ne sont en définitive qu'une forme mitigée du mépris des lois et des règlements. »

Je m'associe pleinement à cette conclusion énergique et je crois être, en la recommandant à votre autorité administrative, l'interprète fidèle des sentiments du Conseil. Sans doute, si l'administration pouvait être avertie de ces infractions au moment où elles se commettent, il vaudrait mieux prévenir ces installations illégales que d'avoir à en exiger plus tard le sacrifice ou la destruction. Mais si elles ont échappé, comme c'est facile, à la vigilance de vos agents, et qu'elles prétendent au droit de subsister par la seule considération qu'elles existent, j'estime qu'il ne reste plus, pour sauvegarder les intérêts publics, qu'à faire bonne justice du procédé, comme le demande l'auteur des lignes qui précèdent.

Mais que faut-il entendre par « bonne justice » ?

Ce serait faire justice que d'exiger la destruction préalable de ce qui a été illégalement établi, et de ne procéder qu'après à l'examen de l'autorisation demandée. Mais cette justice un peu draconienne ne serait peut-être pas la meilleure. Elle aurait sans doute l'avantage qu'instruits par de tels exemples, les industriels seraient moins portés à essayer d'obtenir leur autorisation au détriment de la santé publique, grâce à la force du fait acquis et au respect qu'inspirent des intérêts engagés ; mais en revanche elle impliquerait pour les uns des destructions de valeurs, pour les autres des pertes de travail sans profit pour cette santé publique, si l'établissement indûment installé était, tel quel ou par le fait de simples améliorations, de nature à ne pas lui nuire. En se bornant à exiger, exclusivement mais impitoyablement, la destruction des établissements auxquels on aurait refusé l'autorisation si elle avait été demandée avant qu'on les construisît, les intérêts de l'hygiène seraient tout aussi bien garantis, et les intérêts matériels n'auraient à souffrir que lorsque ce sacrifice profiterait à la salubrité générale. Il est vrai que, cette sévérité relative étant moins propre à intimider les initiatives illégales, les occasions de condamner à être détruits des établissements réalisés pourraient devenir plus fréquentes, et la perte regrettable de valeurs existantes s'en accroître en proportion. Quel serait de ces deux procédés le plus désavantageux à cet égard ; il m'a paru que c'était le premier, et voilà pourquoi je serais porté à donner la préférence au second. C'est là, du reste, une question administrative que je n'ai ni la compétence, ni le pouvoir de trancher, et que je me borne, Monsieur le Préfet, à soumettre à votre décision souveraine.

Mais, quelle que soit la décision prise entre ces deux moyens, qui me paraissent seuls en mesure de garantir les intérêts de la santé publique, toujours est-il que ces intérêts ne sauraient être garantis que par l'application radicale du moyen adopté. La fermeté la plus rigoureuse apparaît maintenant ici comme une sauvegarde publique et un devoir humanitaire, et se recommande, par conséquent, d'elle-même, pour la part de responsabilité qui leur incombe à son sujet, d'un côté à votre administration, de l'autre à mes honorables collègues.

Une question d'un intérêt tout différent, mais non moins sérieux, soulevée par un membre d'un de nos Conseils d'arrondissement, mérite à son tour d'être soumise à votre appréciation. Il vous est arrivé, Monsieur le Préfet, de porter à l'examen et aux délibérations du Conseil central d'hygiène publique et de salubrité du département des affaires qui avaient été déjà l'objet d'une discussion au sein d'un de nos Conseils d'arrondissement. Celui de nos honorables collègues qui s'est élevé contre cette seconde consultation a déclaré « ne pas blâmer le fait en lui-même », et ne l'a donc pas considéré comme un acte illégal. Il pensait, au contraire, qu'en consultant le Conseil central, l'Administration avait dû se conformer aux instructions sur la matière. Mais c'est cet excès de réglementation qu'il entendait critiquer, ainsi que les retards qui en sont la conséquence dans l'instruction des affaires. « Si le Conseil d'hygiène de l'arrondissement tel qu'il est composé, a-t-il ajouté en finissant, ne paraît pas offrir à l'Administration la garantie d'un avis sérieusement motivé, qu'on ne le consulte pas et que ce rouage disparaisse; si, au contraire, il est composé de manière à offrir cette garantie, que son avis soit considéré comme suffisant pour éclairer l'Administration. Il paraît superflu de consulter, sur le même sujet, deux Conseils d'hygiène, alors que l'avis du premier n'a soulevé aucune réclamation. »

Vous voyez déjà, Monsieur le Préfet, que la question dont j'avais encore à vous entretenir présente, en effet, un sérieux intérêt; cet intérêt s'accroît par l'adhésion que le Conseil a donnée à cette sorte de protestation d'un de ses membres et la décision qu'il a prise d'insérer « l'incident » au procès-verbal.

Sans doute, la forme délicate et réservée sous laquelle cette protestation a été présentée lui ôte tout caractère agressif, et la valeur personnelle de son auteur est une preuve certaine qu'il ne pouvait y avoir au-dessous d'elle aucun froissement de susceptibilité particulière; c'est donc au niveau désintéressé des questions de principes qu'elle a été franchement placée, et c'est sans l'abaisser de ces hauteurs sereines que je l'envisage à mon tour.

Je mets d'abord de côté, assuré par avance de l'assentiment des protestataires, la phrase terminale, sans importance d'ailleurs en l'espèce, de cette protestation. Ce ne saurait être, en effet, parce qu'une décision d'un Conseil d'hygiène n'aurait soulevé aucune réclamation, qu'il serait superflu d'en consulter un autre, car une décision en matière d'hygiène peut fort bien être erronée sans que personne s'en aperçoive ou s'en inquiète ; et ce n'est point, assurément, parce qu'une réclamation se serait produite contre la décision d'une de ces assemblées, que l'auteur et les adhérents de la protestation auraient trouvé légitime et motivée la consultation d'une autre.

Réduite à ce qui précède, la question me paraît bien facile à résoudre.

La loi n'a établi, selon moi, aucune espèce de subordination entre les divers Conseils d'hygiène qui, sous des titres divers, constituent le réseau des guides officiels de l'Administration dans ses actes destinés à protéger la santé publique. Les Conseils d'hygiène d'arrondissement me paraissent donc absolument indépendants des Conseils centraux d'hygiène publique et de salubrité des départements, comme les Commissions cantonales elles-mêmes des Conseils d'arrondissement, et les Conseils départementaux du Comité consultatif d'hygiène publique de France. Le seul lien qui rattache entre elles ces assemblées distinctes consiste dans la concentration des documents destinés à constituer l'histoire annuelle de leur activité, et qui, recueillis par les chefs-lieux, vont naturellement se fondre en un seul tout au sein de l'assemblée qui siége dans la Capitale.

S'il n'en était pas ainsi en droit, il ne saurait en être autrement en fait. Les Conseils d'hygiène, en effet, quel que soit leur titre spécial, ne prennent eux-mêmes aucune décision exécutoire et se bornent à donner sur les questions qui leur sont posées par l'Administration ou les vœux qui leur sont exprimés par l'initiative de leurs membres, des avis que l'Administration est tenue sans doute de demander, mais qu'elle n'est pas obligée de suivre. Or, s'il est possible de modifier ou de casser une décision, il ne saurait en être de même d'un avis ou d'une réclamation, dont la portée exclusivement morale échappe à toute réglementation de ce genre. Supposons deux Conseils consultés sur la même affaire et donnant à son sujet des avis diamétralement opposés. L'approbation de l'un ne saurait supprimer et se bornerait à contredire la désapprobation de l'autre et aucune n'aurait pour effet de dégager la responsabilité de l'Administration, puisque la seule obligation de cette dernière est de prendre, non de suivre, l'avis d'un Conseil d'hygiène.

Mais si, en droit comme en fait, il n'existe à mon sens aucune espèce de subordination entre les divers Conseils d'hygiène, quel intérêt en revanche et quel avantage pourrait-on trouver à empêcher l'Administration de consulter deux Conseils au lieu d'un, ce que la loi ne la contraint pas, mais ne lui interdit pas de faire? Il n'y a pas même à penser, pour cela, que l'on puisse supposer plus de valeur technique à un Conseil qu'à un autre, car deux avis, même donnés par des autorités ou des compétences égales, auront toujours plus de valeur qu'un seul. Mais je vais plus loin; et, sans vouloir ni devoir éveiller aucune susceptibilité, je pense que les deux Conseils consultés peuvent fort bien avoir des compétences inégales, et ce qui montre combien ma pensée est loin d'être ici blessante pour personne, c'est que je répartis cette compétence entre les divers Conseils, non plus définitivement à tel ou à tel, d'après leur titre hiérarchique, mais alternativement à l'un ou à l'autre, selon des conditions essentiellement variables. La spécialité du problème, la proximité des lieux auxquels il se rattache, la composition variable des Conseils, sont autant de raisons qui augmenteront ou affaibliront tour à tour la valeur des avis donnés par chacun d'eux et légitimeront une double consultation chaque fois que la seconde pourra servir à contrôler la première. Qu'importe alors quelque retard dans la décision, si cette dernière y gagne d'être meilleure.

Elle ne peut qu'y gagner cela! L'Administration a consulté un Conseil d'hygiène et recueilli son avis. La voilà libre d'agir à sa guise. N'y a-t-il pas profit pour l'ensemble des intérêts, qu'elle cherche à confirmer ou à contredire par une consultation nouvelle et d'origine différente l'avis qu'elle est disposée à suivre ou à négliger? Si son but est de négliger cet avis, il est préférable évidemment que, pour diminuer sa responsabilité morale, elle réclame ce supplément d'information. Si tout au contraire elle est disposée à le suivre, le nouvel avis qu'elle invoque, en le supposant conforme au premier, n'entraînera qu'un retard, et en le supposant différent pourra, ce qui me paraît l'emporter sur l'inconvénient qui précède, arrêter et empêcher à temps une décision malheureuse.

Mais qui départagerait alors, dira-t-on, les Conseils opposés? L'Administration reste libre de le faire elle-même selon le crédit qu'elle accorde à l'un ou à l'autre. Elle pourra aussi se faire une opinion personnelle en comparant les motifs des conclusions divergentes. Il lui reste finalement la ressource de s'adresser au Comité consultatif d'hygiène publique de France, ce qu'elle a fait plus d'une fois sans offenser la dignité des Conseils départementaux.

Plusieurs vœux intéressant directement l'hygiène de notre département ont été, Monsieur le Préfet, soumis au Conseil par divers de ses membres au cours de l'année qui vient de s'écouler. Je me permets d'y revenir à cette place pour les recommander personnellement à votre sollicitude.

Il ressort d'une communication de M. Diacon, qui avait suivi assidûment les expériences faites au Laboratoire municipal sur la vérification du lait livré à la consommation, que cet aliment est l'objet, à Montpellier, de falsifications extrêmement fréquentes et présente habituellement 25 pour 100 d'eau.

M. Diacon ajoutait qu'il y aurait un grand intérêt à ce que des mesures énergiques fussent prises par l'Administration pour remédier à cet état de choses.

Les constatations de notre honorable collègue ne concernent probablement que le lait vendu à Montpellier; mais il y a lieu de penser que la fraude et les altérations qui portent sur ce liquide doivent s'exercer et se produire sur bien d'autres points de notre département, lesquels appellent naturellement, au même titre que Montpellier, votre surveillance et votre protection.

Les altérations du lait, même lorsqu'elles ne consistent pas dans l'addition de substances nuisibles par elles-mêmes et qu'elles se bornent à l'atténuation de ses propriétés nutritives, comme l'écrémage et le mouillage, n'en portent pas moins une atteinte très sérieuse à la santé publique. Le lait est un élément important de l'alimentation générale, il est ordonné comme remède à de nombreux malades et constitue à lui seul toute la nourriture des enfants qui, faute de nourrice, sont élevés au biberon. L'appauvrissement nutritif du lait a donc pour ces motifs déjà de très grands inconvénients; mais ces inconvénients ne sont pas les seuls et ne sont peut-être pas les plus grands. Le mouillage du lait, pratiqué directement sur une grande échelle peut-être, a pour conséquence de donner accès dans ce liquide aux germes morbides que l'eau peut contenir dans diverses circonstances. Il est naturel de penser que le fraudeur, si peu respectueux du bien d'autrui, ne sera guère plus soucieux de sa santé, et ne se préoccupera pas de préserver de toute saleté, de toute souillure, l'eau qui doit lui servir à grossir le chiffre de son bénéfice avec le volume de son produit ; il pourra notamment l'y introduire avec des récipients malpropres, ayant, par exemple, séjourné dans la même pièce qu'un phthisique et qui auront pu recevoir ainsi les poussières flottantes de ses crachats desséchés. Prendrait-il d'ailleurs à cet égard les précautions de la propreté la plus scrupuleuse et la plus avisée, certaines causes de contamination n'en resteraient pas moins qu'il ne saurait éviter; si pour augmenter, par exemple, son bénéfice ou pour cacher ses opérations frauduleuses, il se sert d'eau de puits, il introduit dans le lait tous les agents de contagion ou d'infection que ces puits peuvent avoir reçus par leur surface ou par leurs parois, et particulièrement les bacilles et les spores de la fièvre typhoïde que leur ont transmis une fosse ou un égout voisins; si même il emploie pour son mouillage les eaux les plus recommandables de la canalisation municipale, il n'est pas sûr que ces eaux, arrivées relativement saines, n'aient contracté dans sa demeure ou les demeures voisines, par des connexions insalubres avec des récipients contaminés, les qualités pathogènes qu'elles n'avaient pas à leur point de départ.

Il importe donc au plus haut point, selon moi, Monsieur le Préfet, de mettre un terme à ces altérations redoutables du lait. Sans doute on peut les combattre par une poursuite rigoureuse de la fraude, mais on ne saurait ainsi ni les empêcher ni les atteindre toutes. Les amendes les plus rigoureuses et les répressions correctionnelles elles-mêmes sont impuissantes à neutraliser entièrement l'attrait de ces bénéfices illicites, et le mouillage par anticipation, qui s'obtient avec la complicité ingénieusement acquise de la vache laitière, échappe à toute prohibition comme à toute pénalité.

En présence de cette situation, l'un de nos collègues, M. Pourquier, a émis l'avis qu'il conviendrait, comme cela se pratique d'ailleurs, a-t-il ajouté, à Paris, de fixer au lait mis en vente un degré déterminé et au-dessous duquel il serait considéré comme frelaté. Il y aurait, je crois, mieux à faire encore. Que l'on convienne désormais d'acheter et de payer le lait en raison non plus de son volume absolu, mais de sa richesse relative, facile à déterminer assez approximativement avec des instruments usuels, et la fraude disparaîtra par le procédé le plus efficace à la fois et le plus heureux, parce qu'elle perdra désormais toute sa raison d'être.

Il vous appartient, Monsieur le Préfet, d'armer et de stimuler jusqu'à ce moment le zèle des municipalités pour qu'elles donnent à leurs poursuites de la fraude en question toute l'énergie et toute la portée possibles, et de pousser en même temps notre population à un système d'achat qui la garantirait à peu près absolument contre l'inconvénient matériel et sanitaire de payer de l'eau comme du beurre, du sucre ou de la caséine.

Les laiteries, si nombreuses dans notre ville, sont l'origine possible de bien d'autres provocations morbides. Sans compter le danger si considérable qu'y constituent les vaches tuberculeuses, danger dont le Conseil central s'est souvent ému, il y a celui qu'y représentent les fosses à purin, dont les parois, quelque étanches qu'elles puissent avoir la prétention d'être, ne peuvent que laisser filtrer une partie de leur contenu vers les puits du laitier ou de ses voisins, contaminant ainsi non seulement l'entourage immédiat de l'établissement, mais peut-être encore, par les raisons indiquées plus haut, le produit alimentaire qui s'en exporte dans un vaste rayon.

En considération de ces dangers, qui me paraissent devoir primer toute autre considération, j'ai exprimé le désir que les fosses à purin dans les vacheries fussent formellement interdites, de même que l'usage des puits situés dans les vacheries ou leur voisinage, puits dont les eaux souillées par le purin ou toute autre pénétration nuisible sont facilement appelées à s'ajouter au lait consommé par les clients. Prenant ce désir en considération, le Conseil a nommé une Commission chargée de procéder à la visite de toutes les vacheries de Montpellier, à l'effet de constater si elles se trouvaient dans les conditions imposées par les arrêtés d'autorisation et, en outre, dans des conditions hygiéniques satisfaisantes.

En attendant que cette Commission dépose son rapport, je soumets à votre attention, Monsieur le Préfet, le désir qui en a motivé la nomination, et je crois que vous agiriez conformément aux intérêts sanitaires en engageant les municipalités à prendre les mesures qu'il implique.

Mais les puits qui se trouvent dans les vacheries ou dans leurs environs ne sont pas les seuls, bien s'en faut, dont les eaux présentent des dangers pour la santé publique. Plus dangereux encore par la qualité de leur souillure sont les puits situés à proximité des fosses d'aisance ou même de nos égouts de Montpellier, qui ressemblent par bien des points à ces dernières. Convaincu que nous devons à ces rapprochements redoutables un bon nombre des fièvres thyphoïdes que de récentes recherches ont révélées si abondantes dans notre département et dans son chef-lieu, j'ai encore demandé par votre intermédiaire à la municipalité de notre ville et à celles de notre département qu'il fût dressé un plan à l'échelle de tous les puits et parallèlement de toutes les fosses d'aisance et de tous les égouts existant dans le territoire d'une commune. Ensuite que, lorsque un puits et une fosse seraient éloignés l'un de l'autre d'une distance inférieure à 100 mètres, la fosse fût supprimée si l'immeuble pouvant se raccorder à un égout, ou le puits comblé si ce raccordement n'était pas réalisable. En outre, même en l'absence de toute fosse, en raison du peu d'étanchéité de nos égouts, j'ai conseillé finalement de combler tous les puits qui ne seraient pas séparés de ces canaux par un intervalle de 50 mètres au moins.

Sans doute j'ai fixé là des distances arbitraires et qui sont peut-être insuffisantes ; sans doute encore ce ne sont pas seulement les fosses d'aisance voisines de puits et susceptibles d'être raccordées à un égout, mais toutes les fosses d'aisance, qui devraient être supprimées, car en l'absence d'égout mieux vaut encore le système des tinettes mobiles que celui des fosses permanentes ! Mais même dans ces conditions imparfaites, qu'il ne serait peut-être pas pratique de remplacer par celles qui vaudraient mieux, je crois qu'un grand bien résulterait pour les populations des mesures que je propose et que le Conseil central a bien voulu appuyer de sa haute autorité.

M. Mossé a présenté deux vœux que le Conseil n'a pas pris en considération malgré leur importance et sur lesquels il convient d'autant plus de revenir.

Le premier concerne la désinfection préalable et obligatoire de tous les objets mobiliers, de literie et de vestiaire, admis dans les salles de vente publique. La pensée qui a guidé l'auteur de cette proposition est absolument conforme aux exigences les plus légitimes de l'hygiène; il paraît qu'elle n'est pas en rapport avec les droits que la législation lui permet de prendre.

Il ne pouvait y avoir doute sur sa valeur et sur sa portée sanitaires. Les objets vendus aux enchères publiques y sont envoyés souvent à la suite de décès, et leurs nouveaux propriétaires s'en débarrassent plus d'une fois non seulement parce qu'ils sont vieux et sales, ce qui permet de craindre qu'ils n'aient emmagasiné pendant leur long service des légions de germes morbides, mais précisément aussi parce qu'ils proviennent d'un donateur emporté par une maladie contagieuse ou suspecte. Jusqu'où peut aller en pareil cas la naïveté, quelquefois même l'inconscience, de celui qui commet cette gredinerie peut paraître extraordinaire mais n'en est pas moins réel. On reconnaît qu'on vend le lit, le matelas, les couvertures du défunt parce qu'on redoute la maladie dont il est mort, mais on ne s'occupe pas du danger qu'on passe de la sorte à celui qui les achète.

Présenté l'année dernière au Congrès international d'hygiène, à cette réunion solennelle des hygiénistes de l'Ancien et du Nouveau Monde appelés à Paris par l'Exposition universelle, le vœu de M. Mossé ne pouvait dans ces conditions que réunir tous les suffrages et il a été adopté par cette assemblée qui l'a ainsi fait sien.

Vous nous avez fait observer vous-même, Monsieur le Préfet, que la législation actuelle ne permettait pas de contraindre les gens à faire désinfecter leur mobilier, et M. Glaize a ajouté qu'il n'existait pas de sanction pénale applicable à ceux qui refuseraient d'accomplir cette formalité. Le Conseil s'est incliné devant votre haute autorité en matière d'administration et celle de notre collègue en matière de jurisprudence, et la proposition de M. Mossé n'a pas eu de suite.

Mais le désir de faire le bien doit être doublé de persévérance. Si M. Mossé n'a pu obtenir qu'on le soutînt quand il a réclamé, pour cause de santé publique, des mesures que l'Administration ne s'est pas crue autorisée à prendre, il peut être assuré qu'il sera suivi par le Conseil et appuyé par vous-même, Monsieur le Préfet, lorsque, changeant la direction de son vœu, il demandera la réforme de la loi si elle empêche de garantir contre de tels abus la santé et la vie des hommes. Nous voulons tous la liberté sans doute, mais non pas celle de contaminer à notre aise notre pays et nos semblables.

Le second vœu présenté par M. Mossé a la forme d'un concours qu'il offre généreusement à l'Administration et se rapporte à une question de diagnostic rendu possible par une des plus grandes acquisitions de la science contemporaine.

Quand un chien suspect de rage a mordu quelqu'un, il serait du plus haut intérêt de savoir, à coup sûr, si le grave soupçon dont il s'agit est fondé ou non, autrement dit, si le chien en question est ou n'est pas enragé. On pourrait éviter ainsi les chances d'un traitement sérieux à l'Institut Pasteur et surtout le retard extrêmement regrettable de son application. Il arrive en pareil cas que le chien est abattu ou simplement gardé en observation. S'il est gardé en observation, les signes caractéristiques de la rage peuvent tarder à paraître. S'il est abattu et simplement ouvert comme à l'ordinaire, le résultat de cet examen nécropsique ne laissera-t-il pas, quelquefois au moins, subsister l'incertitude ?

Dans l'état actuel de la science, l'inoculation d'une parcelle de certaines régions des centres nerveux de l'animal soupçonné paraît à M. Mossé le procédé le plus rapide et le plus sûr pour arriver au diagnostic en question, et il offre, si l'Administration municipale de Montpellier veut lui fournir l'installation et l'outillage, de faire lui-même, par ce procédé, toutes les constatations nécessaires pour apprécier s'il y a lieu ou non d'envoyer les sujets mordus à l'Institut Pasteur.

Pour des motifs particuliers, M. Mossé a ajourné sa proposition, qui reviendra sans doute prochainement devant l'examen du Conseil. Je ne saurais déjà, faute de compétence suffisante, me prononcer moi-même à son égard. Les inoculations pratiquées avec la moelle du chien soupçonné de rage, ne retarderont-elles pas d'une façon regrettable l'application du traitement préservatif? En les supposant négatives sera-t-on fondé à repousser ce traitement, sans quoi je ne vois pas l'avantage qu'il y aurait à les pratiquer? M. Mossé nous fixera, je l'espère, sur ces hésitations et sur d'autres peut-être.

Ce n'est pas seulement en traitant les personnes mordues en temps utile qu'on peut prévenir l'horrible agonie de la rage humaine; mieux vaut encore, sans doute, éviter les morsures elles-mêmes et leurs conséquences en faisant la guerre à ceux qui les font. L'application rigoureuse des règlements de police sur les chiens est parvenue à rendre absolument exceptionnels les cas de rage chez l'homme en Allemagne, et c'est peut-être un peu pour cela, comme le pense Arnould, que ses populations et ses savants ont accueilli si froidement la belle découverte de notre Pasteur.

Nous ne sommes pas aussi heureux. M. Pourquier a déclaré au Conseil, en réponse à une question que lui adressait à ce sujet M. de Marcère, votre regretté secrétaire général, que les mesures récemment prises à l'égard des chiens errants étaient malheureusement inefficaces et qu'il avait eu à constater de nombreux cas de rage chez les chiens.

M. Castan, doyen de la Faculté de médecine, a donc eu raison d'appeler l'application de règlements préservateurs, en faisant appuyer par le Conseil l'initiative prise, dans sa séance du 9 novembre 1889, à l'instigation de M. Dujardin-Beaumetz, par l'Académie de médecine de Paris : « L'Académie émet le vœu que le gouvernement applique avec rigueur toutes les mesures propres à diminuer le nombre de chiens errants, et en particulier celles que lui confère la loi du 21 juillet 1881. »

Mais il ne suffit pas de diminuer le nombre des chiens errants ; il convient de compléter cette sage précaution en diminuant, en général, le nombre des chiens, errants ou non, dont il existe, paraît-il, près de 2 millions en France. Il convient aussi d'empêcher ceux qui resteront quand même de mordre leurs semblables ainsi que d'autres animaux et les hommes, et à cela peut servir l'obligation de la muselière, pourvu que celle-ci ait une forme et une stabilité qui la rendent efficace, contrairement à la plupart des modèles usités dans notre région.

On oppose souvent, par une mauvaise entente des droits individuels, le respect des libertés particulières aux contraintes que réclame l'hygiène. Les libertés qui sont ici en jeu inspireront sans doute moins de considération à ceux qui font les lois et à ceux qui les appliquent, et si l'on maintient encore, hélas! à tout Français le droit de propager autour de lui la variole, ou d'infecter son quartier par l'insalubrité de sa demeure, on ne saurait, en vérité, respecter chez son chien celui, par exemple, de mordre les passants.

Montpellier, le 15 février 1890.

E[le] BERTIN-SANS.

ANNÉE 1889

CONSEIL D'HYGIÈNE

DE L'ARRONDISSEMENT DE SAINT-PONS

Tenant de moins en moins compte des prescriptions formelles du décret du 18 décembre 1848 et des recommandations ministérielles qui l'ont suivi, le Conseil d'hygiène de l'arrondissement de Saint-Pons, qui avait tenu une seule séance pendant l'année 1888, ne s'est même pas réuni du tout en 1889.

CONSEIL D'HYGIÈNE

DE L'ARRONDISSEMENT DE LODÈVE

Réduisant encore le nombre de ses séances, déjà inférieur au chiffre légal, le Conseil d'hygiène de l'arrondissement de Lodève, au lieu de trois séances comme en 1888, n'en a tenu que deux en 1889. Ces deux séances qui ont eu lieu, la première le 18 février et la dernière le 10 mai, ont été consacrées à l'examen de six demandes d'autorisation, d'une question d'hygiène municipale, à une communication de M. le Sous-Préfet et à une réclamation d'un membre.

AFFAIRES INDUSTRIELLES

Établissements de première classe

Atelier d'équarrissage. — *Demande du sieur Léon Montel en autorisation d'établir un atelier d'équarrissage dans la commune d'Olmet et Villecun, sur un terrain lui appartenant et formant les nos 283 et 284 de la section B du plan cadastral.*

Cette demande a soulevé une seule opposition qui a été présentée par un propriétaire voisin. Le Conseil a considéré que l'emplacement choisi réunissait par son isolement, et en raison de la distance qui le sépare du chemin, les conditions exigées pour l'établissement d'un atelier de cette nature; qu'en ce qui concernait la réclamation du sieur Sauvan, elle pouvait être écartée, la propriété de cet opposant étant un bois et ne comprenant aucune habitation; que les autorités locales consultées par l'enquête n'ont manifesté aucune hostilité à la création de l'atelier précité; que sa nécessité était depuis longtemps reconnue par la municipalité de Lodève en vue de détourner de la rivière et de la voie publique les cadavres d'animaux qui y sont amenés. Il a estimé d'autre part que l'atelier d'équarrissage du sieur Montel ne devant avoir à traiter qu'une centaine d'animaux au maximum, il convenait, afin de ne pas en entraver la création, de réduire au minimum les conditions de l'autorisation, et a émis conséquemment l'avis qu'il y avait lieu d'autoriser, sous la réserve des droits des tiers, le sieur Léon Montel à établir un atelier d'équarrissage sur l'emplacement indiqué par lui.

Établissements de deuxième classe

Tueries. — I. *Demande du sieur Jean Galtier en autorisation d'établir une tuerie d'animaux de boucherie sur le territoire de la commune des Plans.*

Cette demande n'avait donné lieu à aucune réclamation, et l'autorité locale avait émis un avis favorable.

Le Conseil, considérant d'autre part que l'établissement projeté serait éloigné des habitations et que les eaux sales et résidus en provenant seraient évacués dans la rivière de Souloudres, a émis, sous la réserve des droits des tiers, un avis également favorable.

II. *Demande du sieur Joseph Bouisson en autorisation d'établir une tuerie d'animaux de boucherie sur le territoire de la commune de Saint-Jean-la-Blaquière.*

Comme la précédente, cette demande n'avait soulevé aucune opposition et l'autorité locale avait émis un avis favorable. Le Conseil a exprimé le même avis sous la réserve des droits des tiers, sachant que les résidus et eaux sales de la tuerie seraient dirigés au moyen d'un aqueduc couvert dans la rivière de la Marguerite, et estimant que l'hygiène n'aurait pas à souffrir de la création de cet établissement.

III. *Demande du sieur Emmanuel Nougaret en autorisation d'établir une tuerie d'animaux de boucherie à Fontbine, sur le territoire de la commune d'Avène.*

Le Conseil accorde également, et sous la même réserve des droits des tiers, son autorisation pour la création de cet établissement, en s'appuyant sur l'avis favorable de l'autorité locale, et sur les résultats de l'enquête lui démontrant qu'il ne présente aucun danger pour l'hygiène publique.

Établissements de troisième classe

Distilleries.— I. *Demande du sieur Victorien Poujol en autorisation d'établir une distillerie de vin sur un terrain lui appartenant, situé sur le territoire de la commune de Paulhan, section E, n° 526 du plan cadastral.*

La distillerie projetée par le sieur Victorien Poujol ne paraissant au Conseil présenter aucun inconvénient pour l'hygiène et la salubrité publique, ce dernier émet l'avis qu'il y a lieu de l'autoriser, à charge par le demandeur de se conformer aux prescriptions de l'arrêté préfectoral du 10 décembre 1866 et de désinfecter les vinasses au moyen de la chaux.

II. *Demande du sieur Victorien Poujol en autorisation d'établir une distillerie de vin dans la propriété de Romieu, située sur le territoire de la commune de Paulhan.*

Le Conseil, considérant que la création de cette distillerie ne présente aucun inconvénient pour l'hygiène et la salubrité publique et qu'elle offre des avantages pour les intérêts agricoles de la contrée, émet l'avis qu'il y a lieu de l'autoriser, sous la réserve des droits des tiers, et à charge pour le sieur Victorien Poujol de se conformer aux prescriptions de l'arrêté préfectoral du 10 décembre 1866.

HYGIÈNE MUNICIPALE

Translation de cimetière.— *Projet de translation du cimetière de la commune de Saint-Félix-de-l'Héras sur un terrain appartenant au sieur Étienne Sauvagnac et formant les nos 193 et 194 de la section A du plan cadastral.*

Le Conseil a jugé que les réclamations présentées contre ce projet étaient dictées par l'intérêt privé ; il a estimé que le cimetière actuel, contigu aux habitations, présentait un danger pour l'hygiène et la salubrité publique ; et il a trouvé finalement que l'emplacement projeté et dont la vente à l'amiable avait été consentie à la commune se trouvait dans les conditions exigées par le décret du 23 prairial an XII.

En conséquence il a émis l'avis qu'il y avait lieu d'autoriser le projet présenté par la commune de Saint-Félix-de-l'Héras.

COMMUNICATIONS

Assainissement des localités inondées. — *Instructions ministérielles sur les mesures à prendre pour l'assainissement des localités inondées.*

Dans sa séance du 10 mai 1889, M. le Sous-Préfet de Lodève a donné lecture au Conseil de la circulaire de M. le Préfet de l'Hérault contenant les instructions ministérielles sur les mesures à prendre pour l'assainissement des localités inondées, et le Conseil lui a donné acte de cette communication.

RÉCLAMATIONS

Consultation des Conseils d'hygiène.— *Observations de M. Hugounenq, vice-président du Conseil, au sujet de la présentation au Conseil central d'hygiène publique et de salubrité de l'Hérault d'affaires jugées par les Conseils d'hygiène des arrondissements.*

Dans la séance du 18 février, M. Hugounenq, vice-président du Conseil, a présenté les observations suivantes :

Ayant eu communication par l'intéressé d'un arrêté autorisant l'établissement d'une tuerie d'animaux de boucherie, M. Hugounenq a remarqué que l'avis du Conseil d'hygiène de Lodève n'avait pas suffi et que le Conseil d'hygiène départemental avait été également saisi de l'affaire, ce qui avait entraîné un retard d'un mois et demi dans la décision. L'honorable vice-président ne blâme pas le fait en lui-même ; il pense qu'en consultant le Comité départemental, l'Administration s'est conformée aux instructions sur la matière. Mais c'est cet excès de réglementation qu'il entend critiquer, ainsi que les retards qu'il entraîne. Si le Conseil d'hygiène de l'arrondissement, tel qu'il est composé, ajoute-t-il, ne paraît pas offrir à l'Administration la garantie d'un avis sérieusement motivé, qu'on ne le consulte pas et que ce rouage disparaisse; si, au contraire, il est composé de manière à offrir cette garantie, que son avis soit considéré comme suffisant pour éclairer l'Administration. Il paraît superflu de consulter sur le même objet deux Conseils d'hygiène, alors que l'avis du premier n'a soulevé aucune réclamation.

Le Conseil s'est rangé à l'avis exprimé par un de ses membres et a décidé que cet incident figurerait au procès-verbal.

CONSEIL D'HYGIÈNE

DE L'ARRONDISSEMENT DE BÉZIERS

Le Conseil d'hygiène de Béziers s'est réuni six fois au courant de l'année 1889. Ces séances ont été tenues les 6 avril, 29 mai, 31 août, 21 septembre, 26 octobre et 7 décembre. Dans ces diverses réunions, le Conseil a eu traiter dix-neuf questions sanitaires qui se répartissent ainsi qu'il suit selon leur nature spéciale :

Il a statué sur huit demandes d'autorisation d'établissements industriels dont quatre concernaient des établissements de troisième classe et dont les quatre autres appartenaient l'un aux établissements de deuxième classe, un autre aux établissements placés sous le régime spécial, et deux aux établissements non classés. Il s'est occupé d'autre part de six sujets d'hygiène municipale ; a entendu une communication administrative, et a jugé quatre réclamations émanées de l'initiative particulière ou collective des habitants.

AFFAIRES INDUSTRIELLES

Établissements de troisième classe

Distilleries. — I. *Demande des sieurs Salles et Grenier en autorisation d'établir une distillerie de vins à Marseillan, quai Nord-Est, n° 38.*

Le Conseil a été d'avis d'accueillir favorablement cette demande sous la réserve des conditions suivantes :

1° La distillerie ne pourra employer que des vins ;

2° Les vinasses et résidus provenant de la distillerie seront désinfectés à leur sortie des appareils dans des bassins construits en maçonnerie, bien cimentés, pouvant contenir en vinasses ou résidus le produit de la distillerie d'une journée entière ;

3° L'opération de désinfection se fera au moyen d'une addition de chaux dans les proportions de 2 pour 100 au moins de la quantité du liquide à traiter ;

4° Les vinasses ainsi neutralisées seront dirigées dans l'étang de Thau par un conduit couvert et étanche ;

Et 5° La cheminée de la distillerie sera élevée à au moins 4 mètres au-dessus des maisons voisines.

II. *Demande du sieur Bastide d'Izard en autorisation d'établir un appareil à distiller les vins dans son magasin à Marseillan.*

Sous la réserve que les cheminées soient à une hauteur de 4 mètres au-dessus des toitures du voisinage, que les vinasses soient évacuées par un conduit en maçonnerie couvert et étanche dans les eaux profondes de l'étang de Thau et que l'établissement se conforme aux lois et règlements en vigueur,

Le Conseil émet un avis favorable à la demande du sieur Bastide d'Izard.

III. *Demande du sieur Lagriffoul, de Pérols, en vue d'obtenir la modification de l'article 4 de l'autorisation qui lui a été accordée le 8 octobre 1878 pour l'établissement d'une distillerie.*

Cette demande du sieur Lagriffoul avait amené dans une première séance le Conseil à réclamer l'avis à son sujet de la Commission cantonale d'hygiène de Florensac. Cet avis a été favorable.

L'article dont le sieur Lagriffoul demandait la modification était ainsi conçu : « Les vinasses provenant de la distillerie seront transportées dans des futailles et déposées dans un puits sec à 200 mètres de toute habitation. »

Le Conseil a émis l'avis qu'il y avait lieu de le modifier de la façon suivante : « Le sieur Lagriffoul est autorisé à déverser les vinasses provenant de sa distillerie dans le ruisseau dit *des Brougidous*, par un conduit couvert et étanche, à 200 mètres de toute habitation. »

Fonderie en deuxième fusion. — *Demande du sieur Tarbouriech en autorisation d'établir une fonderie de fer (2e fusion) et un atelier de réparation de machines agricoles à Pézenas.*

La Commission cantonale d'hygiène avait exprimé un avis favorable. Une opposition s'était produite, mais plusieurs habitants domiciliés dans un rayon de 50 mètres autour de l'usine projetée avaient déclaré ne faire aucune opposition à l'ouverture de la *fonderie*. Le Conseil a émis l'avis d'accorder la demande à la condition que la cheminée de l'établissement serait élevée à 5 mètres au-dessus du toit des maisons contiguës.

Établissements de deuxième classe

Laiterie. — *Demande du sieur Pierre Gaud en autorisation d'établir une laiterie à Béziers, avenue de Bessan, n° 57.*

Le Conseil a été d'avis d'accorder l'autorisation, à la condition que l'étable dans laquelle les vaches seraient logées fût bien aérée, le sol cimenté ou pavé en pierre de tailles rejointées au ciment, la pente suffisante pour l'écoulement des urines dans un puits sec et ces urines enlevées journellement et transportées ainsi que le fumier de l'étable à au moins 200 mètres de toute habitation.

Établissements soumis au régime spécial

Dépôt d'huiles minérales. — *Demande du sieur Jacques Taussac en autorisation d'établir à Pézenas un entrepôt d'huiles minérales pouvant contenir 1,050 litres.*

Le Conseil a émis un avis favorable, à la condition que le demandeur se conforme aux conditions imposées par la Commission cantonale d'hygiène.

Établissements non classés

Dépôt d'eaux minérales. — *Demande du sieur Martin en autorisation d'établir un dépôt d'eaux minérales à Béziers, avenue de Pézenas, n° 14.*

Le Conseil a émis un avis favorable.

Source d'eau minérale. — *Demande des sieurs Jean et Auguste Mas en autorisation d'exploiter la source d'eau minérale de Cours, située dans la commune de Rosis, près Saint-Gervais (Hérault).*

Le Conseil, vu les instructions contenues dans la

dépêche ministérielle du 29 décembre 1888 et dans la lettre préfectorale du 19 janvier dernier ;

Vu le plan des lieux;

Vu l'analyse faite à l'École des Mines de Paris;

Vu le rapport de MM. les Ingénieurs des Mines;

Après dégustation,

Est d'avis qu'il y a lieu d'autoriser les sieurs Mas à exploiter la source en question.

HYGIÈNE MUNICIPALE

Agrandissement de cimetière. — *Projet d'agrandissement du cimetière de la commune de Creissan.*

Le Conseil, considérant que le projet dont il s'agit ne présente aucun inconvénient, émet un avis favorable.

Translation de cimetière. — *Projet de translation du cimetière de Pomérols.*

Le Conseil donne un avis favorable au projet.

Variole. — *Mesures à prendre en vue d'empêcher la propagation de la variole à Béziers.*

Le Conseil décide la publication de l'instruction suivante :

CONSEIL D'HYGIÈNE ET DE SALUBRITÉ

DE L'ARRONDISSEMENT DE BÉZIERS

Mesures à prendre en vue d'empêcher la propagation de la variole.

1° Les habitants sont invités à se faire vacciner, s'ils ne le sont pas, et à se faire revacciner, s'ils ne l'ont pas été avec succès depuis moins de cinq à six ans. Un service municipal de vaccination est établi à l'Abattoir depuis plusieurs mois et met à la disposition de tous les intéressés du vaccin de génisse frais.

C'est un PRÉJUGÉ ABSURDE que de croire que la vaccination pendant l'épidémie est une cause de prédisposition à contracter la variole.

2° Dès qu'un cas de variole se déclare dans une maison, il convient de prendre les mesures suivantes :

Disposer sur le palier de chaque étage un récipient très large (UNE CONQUE) rempli de chaux vive et de chlorure de calcium, mélangés à parties égales.

Désinfecter les urines et matières fécales dans les vases, au moyen du sulfate de fer ou de cuivre, préalablement dissous dans l'eau.

Passer IMMÉDIATEMENT à la lessive bouillante ou tout au moins à l'eau bouillante les draps de lit et le linge de corps qui ont servi à des malades. Au cas où l'on serait obligé de les conserver pendant quelque temps, placer ces linges et draps dans une caisse bien close, au fond de laquelle on disposera une assiette renfermant du bisulfite de chaux, arrosé de temps en temps de vinaigre; l'assiette devra être recouverte d'un grillage, d'une simple corbeille ou d'un panier d'osier.

3° Après la guérison, faire brûler dans la chambre occupée par le malade du soufre à la dose de 20 grammes par mètre cube.

Le soufre doit être disposé au milieu de la chambre, hermétiquement close, dans un vase de terre renfermant au fond une couche de sable. Après l'avoir allumé, laisser la pièce bien fermée pendant vingt-quatre heures, puis l'aérer en ouvrant toutes les fenêtres, surtout pendant la nuit.

4° Le convalescent ne doit pas reprendre ses occupations et même parcourir les rues avant d'être complétement guéri et d'avoir pris au moins deux bains alcalins. Il ne faut pas oublier que la variole est surtout CONTAGIEUSE A LA PÉRIODE DE DESSICCATION.

Adresser toutes les communications ou demandes de renseignements à la Mairie de Béziers (4me bureau).

Alimentations d'eau. — I. *Projet de la commune du Poujol en vue de l'établissement d'une nouvelle alimentation d'eau.*

M. le Président ayant soumis au Conseil la copie de l'analyse de l'eau et le procès-verbal de jaugeage, concernant l'établissement d'une nouvelle alimentation d'eau dans la commune du Poujol, le Conseil,

Vu l'Instruction ministérielle d'août 1885,

Vu l'analyse de l'eau et le procès-verbal de jaugeage,

Donne un avis favorable au projet.

II. *Projet de prise d'eau au canal du Midi destinée à l'alimentation de la commune de Capestang.*

Le Conseil, après examen du dossier et de la délibération de la Commission cantonale d'hygiène de Capestang en date du 6 octobre 1889, approuve les conclusions de la délibération de ladite Commission et déclare que l'analyse de l'eau ne pourra être faite utilement qu'après le fonctionnement des filtres projetés.

III. *Projet d'alimentation d'eau présenté par la commune de Murviel-lez-Béziers.*

Après examen du rapport de M. Belus, pharmacien, en ce qui concerne l'analyse de l'eau et de l'avis favorable exprimé par la Commission cantonale d'hygiène de Murviel-les-Béziers, le Conseil se prononce pour l'autorisation du projet d'alimentation d'eau présenté par cette commune.

COMMUNICATIONS

Assainissement des localités inondées. — *Instructions ministérielles sur les mesures à prendre pour l'assainissement des localités inondées.*

M. le Sous-Préfet de l'arrondissement de Béziers a donné connaissance au Conseil, dans sa séance du 6 avril 1889, d'une lettre de M. le Préfet de l'Hérault en date du 4 avril courant et du numéro 13 (année 1889) du recueil des actes administratifs concernant les mesures à prendre pour l'assainissement des localités inondées.

RÉCLAMATIONS

Réparation d'égout. — *Pétition de plusieurs habitants de Béziers demandant la réparation de l'égout découvert du pont de Sauclières.*

Plusieurs propriétaires et employés habitant à Béziers dans le voisinage de la gare de marchandises de la Compagnie du Midi et de l'avenue de Sauclières s'étaient adressés à l'Administration sous-préfectorale pour réclamer la réparation de l'égout du pont de Sauclières qui se trouvait dans un état d'infection.

Le Conseil, saisi de cette demande dans sa séance du 29 mai 1889, tout en reconnaissant le bien-fondé de la réclamation et après avoir entendu les explications de M. le Maire, a été d'avis qu'il serait imprudent, à cette époque de l'année, de remuer, comme l'exigerait cette réparation très considérable, une grande quantité de terre insalubre.

Dépôt de peaux. — *Lettre de plusieurs habitants du quartier du faubourg du Pont, à Béziers, se plaignant d'un dépôt de peaux tenu par les sieurs Nel frères, rue du 22-Septembre, n° 8.*

Une Commission composée de MM. Cavalié, Gilis et Bourrié a été chargée par le Conseil de se transporter sur les lieux pour vérifier le bien-fondé de cette réclamation et de lui faire à son sujet un rapport dans une séance ultérieure.

A la suite de ce rapport, considérant que les plaintes des voisins étaient reconnues fondées et que le dépôt dont il s'agit était illégalement tenu par les sieurs Nel frères, le Conseil a décidé qu'il y avait lieu de mettre ces industriels en demeure de fermer immédiatement leur établissement ouvert sans autorisation.

Distillerie. — *Plainte formée par M. le Maire de Lézignan-la-Cèbe au sujet de la distillerie du sieur Goury.*

M. le Maire de la commune de Lézignan-la-Cèbe

s'est plaint à l'Administration sous-préfectorale du préjudice causé à la salubrité publique par la distillerie exploitée par le sieur Goury.

Après avoir pris connaissance du plan des lieux, du rapport de M. le Commissaire de police de Montagnac et d'un arrêté en date du 2 décembre 1879 autorisant le sieur Goury à établir une distillerie, le Conseil émet l'avis, ou que le distillateur dirige par un conduit étanche les vinasses du côté Est, ou qu'il porte en dehors du village les résidus de la distillerie au moyen d'une canalisation parfaitement étanche.

Déversement d'eaux sales sur la voie publique. —*Réclamation du sieur Senty, négociant à Puisserguier, contre l'arrêté municipal qui lui interdit de déverser sur la voie publique les eaux sales provenant de l'exploitation de son commerce.*

Une Commission composée de MM. Roux, architecte, Coulouma, pharmacien, et du docteur Sicard, a été chargée de se rendre sur les lieux, et de faire une enquête sur cette réclamation.

Dans une séance ultérieure, après avoir entendu les explications données par les membres de cette Commission, le Conseil a déclaré que l'établissement dont il s'agit ne servant à aucune industrie insalubre échappait à sa compétence, et qu'en conséquence il n'avait pas à se prononcer sur la réclamation qui lui était soumise.

CONSEIL CENTRAL

D'HYGIÈNE PUBLIQUE ET DE SALUBRITÉ

DU DÉPARTEMENT DE L'HÉRAULT

SIÉGEANT A MONTPELLIER

Au cours de l'année 1889, le Conseil central d'hygiène publique et de salubrité du département de l'Hérault a tenu seulement ses quatre séances réglementaires ou trimestrielles; il s'est réuni, à cet effet, les 30 mars, 6 juin, 26 juillet et 12 décembre. 43 questions sanitaires ont été, pendant cette période de temps, portées à sa connaissance, étudiées ou résolues par lui. Sur ce nombre se sont trouvées 30 demandes d'autorisation concernant des industries diverses, dont 6 appartenant à la première, 7 à la deuxième, 15 à la troisième classe, et 1 relevant du régime spécial; de ces 30 demandes il a émis l'avis d'autoriser 17, à savoir 2 de première, 7 de deuxième, 7 de troisième classe et 1 du régime spécial, de rejeter 8, dont 4 appartenant à la première et 4 à la troisième classe, et finalement d'ajourner 4, appartenant toutes à la troisième classe.

Le Conseil a encore statué en 1889 sur 4 questions d'hygiène municipale concernant des agrandissements ou des translations de cimetières ; il a reçu connaissance de la composition du Conseil, a procédé à l'élection de son bureau, et finalement a entendu et discuté une communication et six vœux émanés de l'initiative de ses membres.

COMPOSITION DU CONSEIL

Dans sa séance du 30 mars, M. le secrétaire général de Marcère, président, a communiqué au Conseil un arrêté préfectoral, en date du 26 mars courant, qui maintient en fonctions pour une période de quatre ans : MM. Castan, Diacon, Vigouroux, Marès, Pezet, Bertin-Sans, et qui nomme membre du Conseil pour la même période M. le docteur Mossé, professeur chargé de clinique annexe à la Faculté de médecine de Montpellier, en remplacement de M. Chambert, décédé.

M. le Président souhaite la bienvenue à M. Mossé, et se félicite d'avoir à réinstaller dans leurs fonctions les membres composant la série nouvelle.

En vertu de ces déclarations, le Conseil central d'hygiène publique et de salubrité de l'Hérault se trouve constitué de la façon suivante :

PREMIÈRE SÉRIE

MM. Benoit (Justin), professeur honoraire de la Faculté de médecine ; Hamelin (Elphége), professeur à la Faculté de médecine ; Léenhardt (Charles), président de la Chambre de commerce ; Glaize (Antonin), professeur à la Faculté de droit ; Pourquier, médecin-vétérinaire ; Laissac, maire de Montpellier ; Déandreis (Elisée), banquier, député de l'Hérault.

DEUXIÈME SÉRIE

MM. Pezet, docteur en médecine et pharmacien, membre du Conseil municipal de Montpellier ; Bertin-Sans (Emile), professeur à la Faculté de médecine ; Vigouroux, docteur en médecine ; Castan (Alfred), doyen de la Faculté de médecine ; Diacon, directeur de l'Ecole supérieure de pharmacie ; Marès (Henri), membre de l'Institut, secrétaire-perpétuel de la Société d'agriculture ; Mossé, professeur agrégé à la Faculté de médecine.

MEMBRES ADJOINTS

MM. Parlier (Alfred), ingénieur des ponts et chaussées ; Blanc, agent-voyer en chef du département ; Thierry, chef de bataillon, chef du génie ; Sallèles, chef de bureau à la préfecture.

ÉLECTION DU BUREAU

Dans la séance du 30 mars, il a été procédé à l'élection du bureau pour une période de trois années. Sur la proposition de M. Benoît, le Conseil a confirmé les pouvoirs de l'ancien bureau. En conséquence, M. Bertin-Sans a été déclaré vice-président, M. Hamelin, secrétaire, et M. Sallèles, secrétaire-adjoint.

M. Bertin-Sans, en son nom et en celui de son collègue et ami M. Hamelin, retenu à la Faculté, remercie ses collègues de la confiance qu'ils veulent bien continuer à leur témoigner.

Établissements de première classe

Abattoir public. — *Demande de la Ville de Cette en autorisation de construire un abattoir public sur l'emplacement de l'ancien champ de manœuvres, quartier dit des Arabes.*

La Ville de Cette était en instance auprès de l'Administration préfectorale en vue de remplacer l'ancien abattoir, situé en ville, par un établissement nouveau, construit en dehors de son enceinte, sur le bord de la mer.

Un rapport de M. Bertin-Sans sur cette affaire, présenté dans la séance du 30 mars, concluait d'abord, malgré l'inconvénient résultant de la proximité du Lazareth et d'un établissement de bains de mer en voie d'organisation, et en raison de l'impossibilité où se disait être la Ville de Cette de trouver un autre emplacement, à l'adoption sous certaines réserves du projet en question.

M. Castan, estimant au contraire qu'il y aurait de graves inconvénients à autoriser la création de l'abattoir public de Cette sur l'emplacement projeté, qui se trouverait placé à côté d'un établissement de bains de mer, appuya la protestation formulée au sein de la Commission cantonale d'hygiène de Cette, par les docteurs Cathala et Teulon.

En revanche, M. Pourquier déclara ne pas partager les craintes manifestées par M. Castan. Vivant, dit-il, pour ainsi dire dans l'abattoir de Montpellier, il estime que ces établissements ne peuvent présenter aucun danger pour la santé publique, à la condition que l'on interdise les dépôts d'os et que toutes les dépendances soient tenues dans un état parfait de propreté.

En présence de ces divergences et de l'indécision de la plupart des membres du Conseil, il fut décidé de recourir à un supplément d'instruction, et une Commission composée de MM. Castan, Pourquier et Vigouroux en fut chargée avec mission de procéder au préalable à la visite des lieux.

Dans la séance du 6 juin 1889, M. Pourquier, en l'absence momentanée de M. Castan, rapporteur de la Commission, fit connaître que la Commission avait décidé de demander au Conseil le rejet du projet de la Ville de Cette.

M. Pourquier déclara que la visite des lieux à laquelle il avait procédé avec ses honorables collègues avait complètement modifié sa première manière de voir, et qu'autant il s'était montré favorable au projet dont il s'agit, autant aujourd'hui il se trouvait hostile à l'établissement dudit abattoir, qui présenterait, tant par sa situation que par son installation, de nombreuses causes d'insalubrité occasionnées, notamment, par l'évacuation des résidus de toute nature, par les dépôts d'os et par les fonderies.

M. Benoît estime au contraire que satisfaction pourrait être donnée à la Ville de Cette, qui réclame avec les plus vives instances la construction de l'abattoir en question, en introduisant dans le projet les modifications demandées par la Commission.

Après quelques observations de MM. Hamelin et Mossé et une réplique de M. Pourquier, le Conseil, se rangeant à la proposition de M. Benoît, décide d'ajourner sa détermination jusqu'à ce que la Ville de Cette ait modifié son projet en tenant compte des observations de la Commission.

Le Conseil venait d'adopter cette décision lorsque M. Castan, arrivant à la séance et informé par M. le Préfet de ce qui vient d'être résolu, réclame et obtient son droit, comme rapporteur de la Commission, d'être entendu par le Conseil.

M. Castan expose alors au Conseil le résultat de la

visite des lieux faite par la Commission et lui propose d'émettre un avis de rejet sur le projet présenté par la municipalité de Cette, qui devra, si elle le juge convenable, rechercher un emplacement plus conforme aux conditions sanitaires de l'établissement projeté.

M. le Préfet fait remarquer en revanche au Conseil que la Ville de Cette n'a pas trop le choix des emplacements ; que le terrain qu'elle a choisi avait été acheté par elle pour l'installation d'un champ de manœuvres refusé ultérieurement par l'autorité militaire, et qu'elle ne pourra jamais mieux utiliser ce terrain qu'en y établissant son abattoir. Dans ces conditions, M. le Préfet croit devoir insister pour que la décision prise par le Conseil avant l'arrivée de M. Castan soit confirmée.

Après un échange d'observations entre MM. Castan, Hamelin et Vigouroux, le Conseil adopte la proposition de M. le Préfet.

C'est donc pour la troisième fois que, le 12 décembre, cette question de l'abattoir public de la ville de Cette est soumise aux délibérations du Conseil.

Cette fois M. Vigouroux, rapporteur de la Commission, expose qu'en exécution de la décision prise par le Conseil, la Commission chargée d'examiner le projet croit devoir en proposer l'accueil sous les réserves que le sang, les eaux de lavage et les résidus liquides de l'abattoir seront évacués à la mer par un conduit souterrain en maçonnerie et étanche et que tous dépôts d'os seront supprimés.

Après une discussion à laquelle prennent part MM. Pourquier, Hamelin, Bertin-Sans et Diacon, et suivant les explications fournies par M. le Préfet et par MM. Parlier et Blanc, le Conseil émet un avis favorable sur le projet présenté par la ville de Cette, mais en spécifiant formellement que le conduit dont il s'agit débouchera à deux mètres au moins au-dessous du niveau des basses eaux et que les os ne pourront séjourner plus de vingt-quatre heures dans l'abattoir ou ses dépendances.

Atelier d'équarrissage. — *Demande du sieur Montel en autorisation d'établir un atelier d'équarrissage sur le territoire de la commune d'Olmet et Villecun, section B, parcelles nos 283 et 284 du plan cadastral.*

M. Bertin-Sans, rapporteur, a proposé au Conseil d'émettre un avis favorable à cette demande et sa proposition a été adoptée par le Conseil.

Fabrication de suif d'os. — *Demande du sieur Laget en autorisation d'établir une fonderie de graisses et de suifs d'os sur le territoire de la ville de Montpellier, section D, parcelle n° 589 du plan cadastral.*

Une fonderie de suifs d'os est en réalité une fabrique de suif d'os et doit par conséquent être considérée comme rangée dans les établissements de la première classe, et non dans ceux de la deuxième comme peuvent l'être les fonderies de suif en branches lorsqu'elles ne sont pas à feu nu. La même observation s'adresse à la fonderie de graisses projetée par le sieur Laget.

M. Pourquier, rapporteur de cette demande, a fait remarquer que sur la même parcelle du plan cadastral existaient déjà deux fonderies de suifs et de graisses, une fabrique de chandelles et un entrepôt de peaux et cuirs verts ; que dans de telles conditions le quartier dit des Aiguerelles pourrait se trouver trop fortement incommodé par cette agglomération d'établissements, et a proposé, en conséquence, au Conseil d'émettre un avis de rejet.

Après quelques observations de M. Hamelin, le Conseil, sur la proposition de M. Pourquier, appuyée par cette considération de M. Bertin-Sans que cette agglomération d'établissements insalubres se trouve justement au sud-est de la ville, c'est-à-dire sur le trajet des vents pluvieux les plus fréquents, émet un avis défavorable.

Atelier pour l'extraction de la partie soyeuse des chrysalides. — *Demande du sieur Gayraud en autorisation d'établir un atelier pour l'extraction de la partie soyeuse des chrysalides sur le territoire de la commune de Ganges, section A, parcelle 185 du plan cadastral.*

En l'absence et au nom de M. Bertin-Sans, rapporteur, M. Sallèles propose au Conseil d'émettre un avis défavorable sur cette demande, en raison de ce que l'établissement se trouvant placé beaucoup trop près du lit de l'Hérault, les eaux pluviales passant sur sa surface n'auraient pas le temps de s'épurer par leur contact avec le sol avant d'arriver dans les eaux de ce fleuve, et que cette même proximité empêche d'épurer efficacement les eaux résiduaires de l'usine projetée par leur utilisation agricole.

Le Conseil émet un avis de rejet.

Fabrique d'engrais animalisé. — *Demande du sieur Exertier en autorisation d'établir une fabrique d'engrais animalisé sur le territoire de la commune de Montpellier, au hameau de Trintignan, section A, parcelles nos 211 et 212 du plan cadastral.*

Ce projet d'établissement a motivé, au cours de l'enquête à laquelle il a été soumis, d'énergiques protestations, et un avis défavorable de M. le Maire de Montpellier. Sur les conclusions de M. Bertin-Sans, rapporteur, exprimées en son absence au Conseil par M. Sallèles, le Conseil émet également un avis défavorable.

Dépôt de boues et immondices. — *Demande du sieur Barral en autorisation d'établir un entrepôt de fumier, boues et immondices sur le territoire de la commune de Montpellier, section I, nos 1065 et 1066 du plan cadastral.*

M. Hamelin a présenté au Conseil, au sujet de cette affaire, le rapport suivant :

RAPPORT présenté, le 12 décembre 1889, au Conseil central d'hygiène publique et de salubrité de l'Hérault, sur la demande du sieur Barral en autorisation d'établir un entrepôt de fumier, boues et immondices sur le territoire de la commune de Montpellier, par M. E. HAMELIN.

« Le sieur Barral, au nom du Syndicat des balayeurs de Montpellier, demande l'autorisation d'établir un entrepôt de fumier, boues et immondices sur le territoire de la commune de Montpellier, section I, n°s 1065 et 1066 du plan cadastral.

» Ce Syndicat avait établi déjà un dépôt de fumier, boues et immondices, dans un champ situé à la rencontre du chemin de grande communication n° 5 (de Montpellier à Montagnac) et du ruisseau de Rieucoulon, à la hauteur de la campagne dite de Châteaubon. Sur la plainte des propriétaires des campagnes voisines, ce Syndicat s'est résolu à demander l'autorisation d'établir un dépôt de balayures et fumier dans un point situé aux abords de cette même route, mais plus rapproché de Montpellier d'un kilomètre au moins et qui se trouve, par conséquent, dans une région beaucoup plus peuplée.

» Dans l'enquête préalable, M. le Maire de Montpellier a donné un avis défavorable à cette demande, ainsi que M. le Chef du génie à Montpellier, qui se base sur la proximité où se trouverait ce dépôt par rapport au nouveau champ de manœuvres.

» Parmi les Maires des communes situées dans un rayon de 5 kilomètres, celui de la commune de Saussan est le seul qui ait donné un avis défavorable ; mais de très nombreuses protestations ont été faites par les propriétaires des maisons de campagne voisines de l'entrepôt projeté.

» Il n'est pas douteux, en effet, que le voisinage de dépôts semblables ne soit une source d'inconvénients sérieux et parfois d'insalubrité réelle pour les habitations du voisinage, soit directement, par les émanations volatiles, soit indirectement, par la pollution possible des sources ou des puits. D'un autre côté, des entrepôts de ce genre sont absolument nécessaires, tout au moins à titre temporaire; mais encore faut-il qu'ils soient placés dans des points réellement éloignés des agglomérations de population. Or tel n'est pas le cas de l'emplacement choisi par le sieur Barral.

» J'ai donc l'honneur de proposer au Conseil d'émettre un avis défavorable à cette demande. »

Établissements de deuxième classe

Tueries d'animaux. — I. *Demande du sieur Lubac en autorisation d'établir une tuerie d'animaux de boucherie sur le territoire de la commune de Fozières, parcelles 629, 632, 633 et 665 du plan cadastral.*

M. Pourquier, rapporteur, a proposé au Conseil d'émettre un avis favorable. Cette proposition a été adoptée.

II. *Demande du sieur Galtier en autorisation d'établir une tuerie d'animaux de boucherie sur le territoire de la commune des Plans, section B, parcelles nos 527 et 528 du plan cadastral.*

Le Conseil a adopté la proposition de M. Pourquier, rapporteur, d'émettre un avis favorable.

III. *Demande du sieur Nougaret en autorisation d'établir une tuerie d'animaux de boucherie sur le territoire de la commune d'Avène, au hameau de Foubine, parcelle n° 764 de la section A du plan cadastral.*

L'avis favorable proposé par M. Pourquier, rapporteur, a été adopté par le Conseil.

IV. *Demande du sieur Bouisson en autorisation d'établir une tuerie d'animaux sur le territoire de la commune de Saint-Jean-de-la-Blaquière, section D, parcelle n° 1 du plan cadastral.*

La proposition d'avis favorable faite par M. Pourquier, rapporteur, a été adoptée par le Conseil.

V. *Demande des sieurs Delserieys et Crouset en autorisation d'établir une tuerie d'animaux sur le territoire de la commune de Lauroux, section A, parcelle n° 506 du plan cadastral.*

Enfin, M. Pourquier, rapporteur, a proposé de même d'émettre sur cette dernière demande en autorisation d'établir une tuerie un avis favorable qui est également accordé par le Conseil.

Atelier pour les salaisons et le saurage des poissons. — *Demande de la dame veuve David en autorisation d'établir un atelier de salaisons et de saurage de poissons à Cette, quai de la Consigne, n° 6.*

M. Sallèles, rapporteur, a proposé au Conseil d'émettre un avis favorable à cette demande, et le Conseil a adopté cette proposition.

Porcherie. — *Demande du sieur Peyre en autorisation d'établir une porcherie sur le territoire de la commune de Montpellier, quartier dit de l'Aiguelongue, parcelle n° 804 de la section C du plan cadastral.*

Le Conseil a adopté l'avis favorable proposé sur cette demande par le rapporteur M. Pourquier.

Établissements de troisième classe

Vacheries. — I. *Demande du sieur Prunières en vue d'établir une vacherie à Montpellier, rue Balard, n° 4.*

M. Pourquier expose au Conseil que, dans sa visite au local de cette vacherie, il a constaté que les urines étaient recueillies dans des tonneaux en mauvais état. Il propose néanmoins au Conseil d'accueillir favorablement la demande du sieur Prunières, mais sous la réserve formelle que les urines seront évacuées à l'égout par un conduit souterrain étanche, ou recueillies dans des réservoirs étanches de capacité suffisante. Le Conseil adopte ces conclusions.

II. *Demande du sieur Prosper Saint-Jean en autorisation d'établir une vacherie à Montpellier, rue Chaptal, 14.*

Même observation et mêmes conclusions de la part de M. Pourquier, rapporteur, et même vote de celle du Conseil.

III. *Demande de la dame Marie Pagès en autorisation d'établir une vacherie à Montpellier, rue de la Charité, n° 6.*

M. Pourquier, rapporteur, a proposé une première fois au Conseil, qui l'avait accepté, d'émettre un avis de rejet en raison de la mauvaise tenue de cet établissement.

Sur la reproduction de la demande, le Conseil, sur l'avis de M. Pourquier, rapporteur, a décidé seulement d'ajourner sa décision jusqu'à ce que la demanderesse ait fait opérer à sa vacherie les réparations qui lui ont été indiquées.

IV. *Demande du sieur Cabanne en autorisation d'établir une vacherie à Montpellier, quai des Tanneurs, n° 5.*

Un avis favorable sous la réserve des conditions d'usage est proposé par M. Pourquier, rapporteur, et prononcé par le Conseil.

V. *Demande du sieur Maragon en autorisation d'établir une vacherie à Montpellier, rue de Lorraine, n° 17.*

Le Conseil, sur la proposition de M. Pourquier, prononce également et sous la même réserve un avis favorable au sujet de cette demande.

VI. *Demande de la veuve Delmas en autorisation d'établir une vacherie à Montpellier, rue Jardin-Martel.*

Il résulte des constatations faites par M. Pourquier, rapporteur, que l'établissement projeté présente des conditions d'installation défectueuses, notamment en ce qui concerne l'écoulement des urines, qui sont recueillies dans de mauvais puisards ou tonneaux.

Dans ces conditions, M. Pourquier propose au Conseil d'ajourner l'examen de la demande jusqu'à ce que la demanderesse ait fait opérer à sa vacherie les réparations qui lui ont été indiquées. Le Conseil vote la proposition de M. Pourquier.

VII. *Demande du sieur Hugon en autorisation d'établir une vacherie à Montpellier, rue Fermaud.*

Sur les mêmes constatations qu'au sujet de la demande précédente, M. Pourquier, rapporteur, propose et le Conseil adopte la même décision.

Dépôts de chiffons. — I. *Demande du sieur Soubiran en autorisation d'établir un dépôt de chiffons à Montpellier, rue Palissade, n° 9.*

M. le Maire de Montpellier, et l'autorité militaire en raison de la proximité de la caserne d'infanterie, ont proposé le rejet de cette demande.

M. Bertin-Sans, rapporteur, ne pouvant assister à la séance, a chargé M. Sallèles de proposer également au Conseil d'émettre à son sujet un avis défavorable. Cet établissement aurait présenté de très grands dangers dans ce quartier populeux et au voisinage de la caserne, et il y avait là une occasion à saisir pour continuer la campagne commencée par le Conseil contre l'existence de cette industrie dans l'enceinte de la ville.

Le Conseil a émis l'avis défavorable.

II. *Demande du sieur Soubiran en autorisation d'établir un entrepôt de chiffons sur le territoire de la commune de Montpellier, au quartier dit de Rieucoulon, section H, n° 484 du plan cadastral.*

Malgré les protestations annexées au procès-verbal d'enquête et l'opposition formulée par l'autorité militaire, M. Bertin-Sans, rapporteur, a demandé au Conseil d'émettre un avis favorable. S'il juge bon de poursuivre la rélégation de cette industrie en dehors de la ville, encore faut-il bien admettre qu'elle doit pouvoir s'exercer dans ses environs rapprochés, et il ne lui paraît pas possible de trouver dans ces conditions autour de Montpellier des emplacements assez isolés pour que le projet d'y établir de pareils dépôts ne rencontre pas d'oppositions et ne soulève pas d'inconvénients. Il ne semble pas au rapporteur que ces inconvénients soient ici sensiblement plus considérables qu'ils ne le seraient ailleurs, et il estime que l'emplacement projeté doit se trouver au sud-ouest de la ville, c'est-à-dire sur le trajet, ou à peu près, des vents les moins fréquents et les moins fréquemment pluvieux qui soufflent vers la ville.

La proposition du rapporteur a été adoptée par le Conseil.

III. *Demande du sieur Soubiran en autorisation d'établir un simple dépôt de classement de chiffons à Montpellier, rue de la Palissade, n° 9.*

M. Bertin-Sans, rapporteur, estime que ce « simple dépôt de classement », en supposant qu'il fût conforme à son titre, présenterait à peu près autant d'inconvénients sanitaires que les dépôts ordinaires, et il pense d'ailleurs que cette demande a pour but d'obtenir d'une façon détournée l'autorisation que le Conseil a refusée au sieur Soubiran, dans une séance précédente, d'établir un dépôt de chiffons dans le même local. En conséquence, M. Bertin a demandé le rejet de la proposition.

M. le Préfet a déclaré de même que le dépôt de classement en question serait le véritable entrepôt du sieur Soubiran et ne pouvait être autorisé si le Conseil voulait exclure cette industrie de l'intérieur de la ville.

Le Conseil s'est prononcé en conséquence contre l'autorisation.

Distilleries. — I. *Demande du sieur Frédéric Boissier en autorisation d'exploiter une distillerie de plantes aromatiques sur le territoire de la commune de Saint-Bauzille-de-Montmel, parcelles nos 256 p et 257 p de la section C du plan cadastral.*

M. Sallèles, rapporteur, propose et obtient un vote favorable à cette demande.

II. *Demande du sieur Moulès en vue d'établir une distillerie de plantes aromatiques sur le territoire de la commune de Puéchabon, section C, parcelles nos 241 et 244 du plan cadastral.*

Après explications fournies par M. Sallèles, rapporteur, sur la situation exacte de l'établissement en question, le Conseil, appréciant qu'il se trouverait beaucoup trop rapproché de l'usine à gaz et pourrait occasionner ainsi des incendies, déclare qu'il n'y a pas lieu de l'autoriser.

III. *Demande du sieur Puech en autorisation d'établir une distillerie à la bifurcation des routes de Mauguio et de Pérols.*

M. Glaize a donné lecture au sujet de cette demande du rapport suivant :

RAPPORT présenté, le 12 décembre 1889, au Conseil central d'hygiène publique et de salubrité du département de l'Hérault, au sujet de la demande du sieur Puech en autorisation d'établir une distillerie à la bifurcation des routes de Mauguio et de Pérols, par M GLAIZE.

« Le sieur Puech demande à établir une distillerie à la bifurcation des routes de Mauguio et de Pérols.

» L'historique de cette demande mérite l'attention du Conseil : c'est toujours la même procédure contraire à toutes les règles qui consiste à construire un établissement insalubre et à le faire fonctionner sans autorisation, sauf plus tard à invoquer le fait acquis pour solliciter la bienveillance de l'autorité et essayer de lui arracher cette autorisation, en faisant valoir que son refus entraînerait pour le pétitionnaire un grave préjudice.

» Il serait bon, une fois pour toutes, que l'on fît bonne justice de procédés pareils qui ne sont en définitive qu'une forme mitigée du mépris des lois et des règlements. Dans l'espèce, voici ce qui s'est passé.

» La distillerie du sieur Puech a été élevée et a fonctionné sans aucune autorisation, ni demande d'autorisation, depuis plusieurs mois. — Qu'y distille-t-on? on ne le sait pas, et le pétitionnaire (j'appelle l'attention sur ce point) se garde bien de le dire dans sa demande.

» Cette distillerie mystérieuse n'a pas tardé à répandre dans le voisinage des odeurs détestables, à tel point que les employés de l'octroi du pont Juvénal m'ont affirmé (il y a un mois) être obligés de s'enfermer chez eux durant les fortes chaleurs, et même de renoncer à faire leur service d'observation, tant ils redoutaient les exhalaisons au milieu desquelles il leur eût fallu respirer.

» Une plainte a été adressée par les voisins à M. le Commissaire central, qui a poursuivi les distillateurs devant le Tribunal de simple police, tenu par M. Audouard, juge du premier canton. Il sera facile au Conseil de s'assurer que cette poursuite a abouti à une condamnation, et c'est à la suite de cette condamnation que le sieur Puech s'est décidé à former sa demande.

» A l'appui de cette demande, il produit un plan qui ne reproduit, pour quiconque connaît les lieux (et le pont Juvénal est un des points les plus fréquentés sur nos grandes lignes de communication), qu'une image très peu fidèle des environs. — Derrière la distillerie; en face, de l'autre côté de la route de Mauguio, et derrière l'octroi, se trouvent des habitations non indiquées sur le plan. Les maisons agglomérées derrière l'octroi notamment forment presque un petit hameau, habité par des journaliers occupés aux travaux de la campagne, lesquels sont déjà assez étrangers aux préoccupations d'une nature hygiénique pour qu'il soit dangeureux de venir apporter à leur milieu de nouvelles conditions d'insalubrité.

» Dans ces circonstances, M. le Commissaire de police du troisième arrondissement a fait un rapport qui passera sous lès yeux du Conseil. Je doute que le Conseil le trouve suffisant pour prendre une décision. Il tranche la question de savoir si une canalisation pourra être faite, si elle aboutira à supprimer toute cause d'infection, avec une facilité qui probablement ne paraîtra pas au Conseil offrir toutes les conditions de maturité exigibles en pareille matière. — Les habitations ne préoccupent M. le Commissaire de police qu'au point de vue du danger de l'incendie. — Il en est d'autres auxquels le Conseil voudra sans doute se placer, et pour lesquels nous ne trouvons dans le dossier aucun renseignement sérieux.

» En conséquence nous sommes d'avis, en l'état, de donner un avis défavorable, sauf un plus ample informé.»

Plus sévère encore que le rapporteur, le Conseil décide qu'il y a lieu d'émettre un avis de rejet de la demande du sieur Puech.

IV. *Demande du sieur Gabriel Beauquier en autorisation d'établir une distillerie sur le territoire de la commune de Saint-Hilaire, parcelle n° 3 du plan cadastral.*

M. Glaize, rapporteur, a proposé au Conseil de réclamer un supplément d'enquête à l'effet de connaître de quelle façon seront évacuées les eaux de cet établissement. Le Conseil a adopté cette proposition.

Tuilerie.—*Demande du sieur Robert en autorisation d'établir une tuilerie sur le territoire de la commune de Montpellier, au quartier dit de la Garde, section K du plan cadastral.*

Sur la proposition de M. Vigouroux, rapporteur, le Conseil a émis un avis favorable.

Établissements soumis au régime spécial

Dépôt de pétrole. — *Demande du sieur Fayn fils en autorisation d'établir un entrepôt de pétrole de 2e classe sur le territoire de la commune d'Agde, section G, parcelle n° 331 du plan cadastral.*

Sur la proposition de M. Sallèles, rapporteur, le Conseil a émis un avis favorable.

HYGIÈNE MUNICIPALE

Agrandissement de cimetières. — I. *Projet d'agrandissement du cimetière de la commune de Creissan.*

Au nom de M. Blanc, rapporteur, M. Sallèles a proposé au Conseil, qui l'a accepté, d'émettre un avis favorable sur le projet présenté par le Conseil municipal de la commune de Creissan en vue de l'agrandissement de son cimetière.

II. *Projet d'agrandissement du cimetière de la commune de Pégairolles-de-Buèges.*

M. Blanc, rapporteur, a proposé au Conseil d'émettre également un avis favorable sur le projet présenté par le Conseil municipal de la commune de Pégairolles-de-Buèges en vue de l'agrandissement de son cimetière. Le Conseil a adopté.

Translation de cimetières. — I. *Projet de translation du cimetière de la commune de Saint-Félix-de-l'Héras.*

M. Blanc, rapporteur, a soumis au Conseil le dossier du projet de translation du cimetière de la commune de Saint-Félix-de-l'Héras, qui a motivé de sa part un échange de correspondance avec son auteur au sujet notamment de la perméabilité du sol et de l'écoulement naturel des eaux.

Les explications fournies ayant été satisfaisantes, M. Blanc a proposé d'émettre un avis favorable sur le projet dont il s'agit, et cette conclusion a été adoptée par le Conseil.

II. *Projet de translation du cimetière de Carlencas.*

M. Blanc a donné au sujet de ce projet lecture au Conseil du rapport suivant :

RAPPORT présenté, le 12 *décembre* 1889, *au Conseil central d'hygiène publique et de salubrité de l'Hérault, sur le projet de translation du cimetière de Carlencas, par M.* Blanc.

« Le cimetière de Carlencas est placé au centre même du village, à proximité et à 7 mètres en contre-haut des eaux du puits qui alimente la population.

» Frappé des dangers graves que cette situation présente pour l'hygiène publique, le Conseil municipal de Carlencas a voté le déplacement du cimetière et son transfert sur un terrain très peu éloigné du village, il est vrai, mais paraissant remplir toutes les autres conditions qu'on exige d'un champ de sépulture.

» Le Conseil cantonal de Bédarieux, saisi du projet, a émis un avis favorable à sa validation ; mais le Conseil d'hygiène de l'arrondissement, se basant sur ce que la distance qui sépare le village de l'emplacement proposé pour le nouveau cimetière est inférieure à 100 mètres, s'est formellement prononcé contre.

» En agissant ainsi, le Conseil d'hygiène de Béziers nous paraît s'être beaucoup trop renfermé dans les limites strictes des instructions administratives sur la matière, et n'avoir pas suffisamment envisagé les circonstances particulières dans lesquelles se présente l'affaire.

» La commune de Carlencas est à peu près hors d'état d'acquérir de ses propres deniers un emplacement pour créer un nouveau cimetière ; le terrain qu'elle propose aujourd'hui d'affecter à cet usage lui est donné par un propriétaire de la commune, M. le Cte de Jessé-Levas ; si on refuse ce terrain, la commune étant dans l'impossibilité d'en acheter un autre, le cimetière restera sur son emplacement actuel, c'est-à-dire dans les plus mauvaises conditions hygiéniques qu'il soit possible d'imaginer, et on aura perpétué un état de choses des plus préjudiciables à la santé publique.

» Dans ces conditions, ne convient-il pas de faire fléchir les règles ordinaires et d'accepter les propositions de la commune de Carlencas ? Nous pensons que oui.

Il serait évidemment préférable que le cimetière projeté fût plus éloigné du village ; mais, puisque on ne peut se procurer d'autre emplacement, mieux vaut encore le terrain offert par M. de Jessé que celui qu'occupe le cimetière actuel.

» Il convient de remarquer d'ailleurs que les craintes exprimées par le Conseil d'hygiène de Béziers au sujet de la pollution possible des eaux du puits d'alimentation ne paraissent pas fondées. Il existe entre l'emplacement proposé pour le nouveau cimetière et le village de Carlencas deux petits ravins qui recevront les eaux venant du cimetière et les conduiront dans des directions très différentes de celle par où arrivent les eaux d'alimentation.

» Sous le bénéfice de ces observations, nous avons l'honneur de proposer au Conseil d'émettre un avis favorable à la construction du cimetière de Carlencas dans les conditions que la commune veut la faire opérer. »

Les conclusions de ce rapport ont été adoptées par le Conseil.

COMMUNICATIONS

Les chiens enragés. — *Insuffisance des mesures prises au sujet des chiens errants pour empêcher la propagation de la rage.*

M. de Marcère, secrétaire général de la préfecture, ayant demandé à M. Pourquier si les mesures récemment prises à l'égard des chiens errants avaient amené des résultats satisfaisants, M. Pourquier a répondu que ces mesures étaient malheureusement inefficaces, et qu'il avait eu à constater de nombreux cas de rage chez les chiens.

M. Pourquier a ajouté qu'il avait demandé à M. le Maire de rendre obligatoire une muselière adoptée avec succès à l'étranger, et qui permet au chien de manger et de boire tout en le mettant dans l'impossibilité de mordre.

VŒUX

Mesures contre la rage. — *Adhésion au vœu émis par l'Académie de médecine au sujet des chiens errants.*

M. Castan, doyen de la Faculté de médecine, après avoir donné lecture d'un article inséré dans le n° 34 de la *Gazette des Hôpitaux*, en date du 29 mars 1889, et relatif à la rage humaine, a demandé au Conseil, dans sa séance du 30 mars, de s'associer au vœu adopté à l'unanimité par l'Académie de médecine dans sa séance du 19 du même mois, et formulé ainsi qu'il suit par M. Dujardin-Beaumetz : « L'Académie émet le vœu que le gouvernement applique avec rigueur toutes les mesures propres à diminuer le nombre des chiens errants, et en particulier celles que lui confère la loi du 21 juillet 1881. »

Le Conseil a donné satisfaction à la demande de M. Castan.

Examen des chiens suspects de rage. — *Offre d'un examen de cet ordre au point de vue des soins à donner aux individus mordus par ces chiens.*

A l'occasion de la proposition qui précède, M. Mossé a appelé l'attention du Conseil sur ce fait, que les personnes mordues par un chien suspect de rage sont parfois dirigées sur l'Institut Pasteur, tandis que l'animal est abattu ou simplement gardé en observation. Il est inutile, continue M. Mossé, de chercher à faire ressortir combien il serait important de savoir le plus rapidement et le plus sûrement possible si le chien mordeur est ou n'est pas enragé. Dans l'état actuel de la science, l'inoculation d'une parcelle de certaines régions des centres nerveux de l'animal soupçonné lui paraît le procédé le plus rapide et le plus sûr pour arriver au diagnostic désiré. Le Conseil ne croirait-il pas utile, après le vœu qu'il vient de formuler, d'en émettre un autre tendant à ce que l'Administration prenne les mesures, d'ailleurs très simples, destinées à permettre de pratiquer ces inoculations dès qu'un animal suspect de rage serait capturé. M. Mossé a ajouté qu'il se mettait très volontiers à la disposition de la municipalité de Montpellier pour faire, chaque fois qu'une personne serait mordue par un chien enragé ou présumé tel, toutes les constatations nécessaires pour apprécier s'il y a lieu ou non d'envoyer le malade à l'Institut Pasteur. Pour cela il faudrait qu'un local fût aménagé, à l'abattoir par exemple.

M. Castan, tout en donnant son entière approbation à la proposition de M. Mossé, demande à son collègue de vouloir bien l'ajourner, craignant que cette nouvelle proposition, qui comporterait une dépense pour la ville, ne servît de prétexte à l'ajournement de la proposition précédente. M. Mossé a accédé volontiers au désir manifesté par M. Castan.

Falsification du lait. — *Mesures à prendre pour remédier aux conséquences de l'affaiblissement des qualités nutritives du lait.*

M. Diacon a informé le Conseil qu'il suivait assidûment les expériences faites au laboratoire municipal sur la vérification du lait livré à la consommation, et qu'il a été frappé des résultats constatés. Le lait ne contient généralement, dit M. Diacon, que les 2/3 au plus des quantités pouvant constituer un lait normal. A Montpellier, déclare M. Diacon, le lait présente 25 pour 100 d'eau. Il y aurait donc un grand intérêt à ce que des mesures énergiques fussent prises par l'Administration pour remédier à cette situation.

M. Pourquier a été d'avis qu'il conviendrait de fixer au lait mis en vente un degré déterminé et au-dessous duquel il serait considéré comme frelaté. C'est ainsi d'ailleurs, ajoute-t-il, que l'on procède à Paris.

Il est certain que les effets de l'écrémage ou du mouillage frauduleux peuvent être naturellement réalisés, au profit des laitiers intelligents, par le traitement, antérieur à la traite, des vaches laitières elles-mêmes. En pareil cas, il n'y a pas de fraude manifeste et par suite de délit à poursuivre et à prévenir. Mais le consommateur et l'Administration qui a mission de le protéger sont toujours en droit de prétendre qu'une marchandise quelconque doit présenter une certaine composition pour mériter son nom, et, en ce qui concerne le lait, qu'on ne considérera comme tel qu'un liquide de sécrétion contenant ses principes nutritifs dans une proportion normale. On a bien le droit de s'arranger, en somme, pour ne payer dans le lait que la caséine, le beurre et le sucre qu'il contient, et non l'eau qui s'y joint en excès, soit directement dans le récipient de la traite, soit insidieusement par l'excitation de la soif chez la vache.

Puits à proximité des vacheries. — *Inconvénient de la proximité possible entre des puits et des vacheries.*

M. Bertin-Sans a signalé qu'il pourrait y avoir inconvénient grave pour la santé publique à l'usage des eaux de puits situés dans ou à proximité des vacheries. Ces eaux, en effet, peuvent être souillées par les urines des vaches; elles peuvent l'être aussi par d'autres provenances. Leur proximité des vacheries tend à les amener facilement dans le lait qui en sort. M. Bertin-Sans voudrait que l'usage des puits en question fût formellement interdit, de même que les fosses à purin dans les vacheries.

M. Sallèles rappelle au Conseil qu'à ce sujet l'Administration préfectorale prend les mesures nécessaires pour éviter les inconvénients signalés par M. Bertin, puisque tous les arrêtés d'autorisation imposent aux vachers l'obligation de faire évacuer les urines dans l'égout par un conduit étanche, et, à défaut, de recueillir les urines dans un réservoir étanche, de capacité suffisante, pour être ensuite transportées, avant sept heures du matin, à l'égout le plus voisin.

Après une discussion générale, le Conseil a décidé qu'une Commission serait chargée de procéder à la visite de toutes les vacheries de Montpellier, à l'effet de constater si elles se trouvent dans les conditions imposées par les arrêtés d'autorisation et de vérifier, en outre, si elles présentent des conditions hygiéniques satisfaisantes.

MM. Blanc, Pezet et Pourquier sont délégués à cet effet.

Fièvres typhoïdes à Montpellier. — *De la proximité des puits et des fosses d'aisances comme cause de fièvres typhoïdes à Montpellier.*

M. Bertin-Sans a donné lecture au Conseil du rapport suivant :

RAPPORT présenté, le 12 décembre 1889, au Conseil central d'hygiène publique et de salubrité de l'Hérault, sur la proximité des puits et des fosses d'aisances comme cause de fièvres typhoïdes à Montpellier, par M. Bertin-Sans.

« Messieurs,

» Dans un rapport sur l'assainissement des villes, présenté le 10 juin de cette année à M. le Ministre de l'Intérieur, après avoir démontré par des faits et montré par des exemples le pouvoir considérable dont l'hygiène dispose pour empêcher le développement des maladies infectieuses, M. le docteur A. Proust, inspecteur général des services sanitaires et professeur d'hygiène à la Faculté de médecine de Paris, ajoute :

« Il est donc du devoir strict des municipalités de
» procéder immédiatement à l'assainissement des
» villes.

» Elles encourraient une grande responsabilité si,
» fixées sur les moyens de diminuer la mortalité géné-
» rale des habitants dont elles ont la charge, elles
» n'employaient tous leurs efforts à mettre en pratique
» immédiatement les conseils qui leur sont donnés.

» C'est là d'ailleurs un intérêt tout à fait démocra-
» tique, puisque c'est surtout parmi les classes déshé-
» rités que sévissent les maladies infectieuses. »

« D'autre part, une étude toute récente aussi et d'une grande importance, due à un autre de nos plus savants hygiénistes, M. le professeur Brouardel, a établi que l'une des plus désastreuses parmi ces maladies, la fièvre typhoïde, qui fait en France, tous les ans, 1,300 victimes dans l'armée de terre et 20,000 dans la population civile, sévissait d'une facon particulièrement désastreuse dans le département de l'Hérault et la ville de Montpellier.

» Si l'on envisage directement la mortalité typhoïdique de la ville de Montpellier, telle qu'elle ressort, en 1886 et 1887, de la statistique commencée cette première année par le Ministère du Commerce et de l'Industrie et continuée depuis par celui de l'Intérieur, on arrive déjà, sur ce point, à des constatations extrêmement graves. On trouve, en effet, en ces deux ans, pour notre ville, 122 décès pour 57,031 habitants, ce qui fait par an 10,69 pour 10,000, et par conséquent une soixantaine de décès pour son chiffre total de population. Or cette perte annuelle de plus de 60 habitants sur 57,000 est, pour notre ville, environ le double de 20,000 sur 38 millions, qui représente la mortalité de même cause pour l'ensemble de la France. Notre ville se trouve ainsi reléguée vers la fin de la liste des principales villes françaises classées par ordre croissant de cette mortalité spéciale.

» Cette mesure si lourde de notre responsabilité dans la perte totale que fait la France en vies humaines par le fait de la fièvre typhoïde est énergiquement confirmée par un ordre tout différent de considérations, qui paraît aussi de nature à serrer la vérité de très près.

» La mortalité par fièvre typhoïde dans l'armée, comme l'a fait judicieusement observer M. Brouardel dans son rapport approuvé à l'unanimité par le Comité consultatif d'hygiène publique de France, fournit des renseignements précis sur la salubrité des villes où se trouvent des garnisons. En effet, les jeunes gens pris par le service militaire ont tous à peu près le même âge, celui auquel on est le plus souvent atteint par la fièvre typhoïde; ils sont dans les mêmes conditions de non-acclimatement dans leurs nouveaux domiciles; ils sont donc également sensibles à la fièvre typhoïde, et on peut les considérer comme fournissant un réactif précieux de la salubrité des villes.

» Eh bien! sur la carte représentant la répartition de la fièvre typhoïde en France, dressée par M. Brouardel d'après la mortalité par cette maladie dans les différents corps d'armée pendant une période de treize ans (1872-1884), le département de l'Hérault et tous ses voisins du sud-est de la France sont les plus noirs, ce qui signifie que la mortalité en question y a été, pendant cette période, de 50 au moins pour 10,000 hommes d'effectif, alors qu'elle n'est que de 10 à 20 pour le même chiffre dans les départements complètement blancs; et dans les tableaux plus détaillés qui accompagnent cette carte, la ville de Montpellier, s'approchant de l'effrayante mortalité de son département, figure pour la proportion presque égale de 49,2 pour 10,000 hommes (190 morts, en treize ans, sur 38,648 hommes en garnison).

» Ainsi, Messieurs, en ce qui concerne particulièrement la fièvre typhoïde, il ressort de tout cela qu'il est essentiel et urgent d'en arrêter les ravages à Montpellier, et qu'une œuvre importante d'assainissement incombe de ce chef à la municipalité de cette ville.

» Or, parmi les moyens que les hygiénistes en général, et le Dr Proust en particulier, considèrent comme les plus efficaces pour empêcher le développement de la fièvre typhoïde, les plus importants consistent dans la bonne qualité des eaux potables et dans la rapide évacuation des matières usées.

» J'ai eu l'honneur d'exposer à M. le Préfet de l'Hérault et, par son intermédiaire, à M. le Maire de Montpellier, à la suite des recherches poursuivies en collaboration avec M. le professeur Kiener, ce que je croyais bon de faire pour améliorer les eaux que nous fournissent les sources du Lez et de Saint-Clément. Quelle que soit, à mes yeux, l'utilité des améliorations demandées dans ce rapport, j'estime que nos eaux potables, si elles ont une part effective de responsabilité dans la genèse de nos fièvres typhoïdes, n'en ont, en tout cas, probablement qu'une très faible, et que la part la plus importante de cette responsabilité revient à la construction vicieuse de nos égouts, et surtout à l'existence, dans cette commune, de fosses d'aisances permanentes à proximité de puits servant, d'une façon très variable et très étendue, à l'alimentation de ses habitants.

» Vous avez eu déjà l'occasion de signaler à l'Administration municipale la façon défectueuse dont nos égouts sont et continuent d'être construits, et je n'ai donc pas à y revenir, d'autant plus que l'effet de ces conditions fâcheuses est en partie neutralisé, fort heureusement, par l'abondance des eaux qui lavent ces égouts. Mais je désire surtout appeler votre attention et celle de la Municipalité sur le rôle, à mes yeux considérable, que joue, dans cette genèse de la fièvre typhoïde à Montpellier, la dernière circonstance que je viens de vous signaler, celle de la coexistence, dans un étroit rayon, de fosses et de puits, et sur l'intérêt qu'il y aurait pour la santé publique à modifier cet état de choses.

» L'infection possible des puits par les fosses d'aisances voisines et la production par cette voie de nombreux cas de fièvre typhoïde sont des faits aujourd'hui surabondamment démontrés, et dont il serait superflu d'énumérer les preuves. Nous pouvons, par conséquent, tenir ce danger pour réel et pour considérable, et là où cette corrélation existe effectivement, comme c'est le cas à Montpellier, nous sommes en droit, en l'absence d'autres explications suffisantes, d'y voir la cause principale qui entretient chez nous la fièvre typhoïde à l'état sporadique et la transforme quelquefois en petites épidémies.

» Nous ne perdrions ce droit que s'il était démontré que la population n'use pas, en réalité, des eaux de puits pour son alimentation, et, sans compter que cette démonstration est par elle-même impossible à fournir, on conviendra sans contredit que toutes les plus légitimes suppositions vont à son encontre. Les puits qui existent à Montpellier fournissent assurément, non seulement de l'eau de boisson proprement dite aux habitants des propriétés où ils se trouvent, mais elles s'introduisent sous mille formes insidieuses dans l'organisme des habitants de ces immeubles comme de tous ceux du reste de la ville. Sans citer tous les exemples de ces assimilations éminemment redoutables, puisqu'elles introduisent, dans les conditions que j'envisage, avec de l'eau inoffensive en apparence, les microbes pathogènes qu'elle contient, j'indiquerai l'infection qui peut avoir lieu par le lavage avec de pareilles eaux de la vaisselle de table, par le blanchissage de la lingerie, par les soins de la propreté corporelle. Je signalerai plus particulièrement encore des circonstances qui passent le plus souvent inaperçues de ceux qui en sont victimes et qui amènent cependant les eaux suspectes dont il s'agit, souvent bien loin de leur provenance. Le mouillage du lait, du vin, la fabrication des eaux gazeuses, le pétrissage de la farine pour la confection du pain, la préparation de boissons et aliments divers, sont de nature à faire absorber fréquemment ces eaux de puits que nous avons reconnues passibles de contaminations microbiennes par des personnes inconscientes du danger qu'elles courent, et qui, prises ultérieurement de fièvres typhoïdes, seront presque toujours incapables de rapporter leur infection à sa véritable cause.

» Il y a donc lieu, sans qu'il soit nécessaire d'insister davantage, de considérer l'existence à Montpellier de puits d'alimentation à proximité de fosses d'aisances, comme la cause principale des fièvres typhoïdes qui sévissent dans cette ville, et par suite il incombe à la Municipalité de faire cesser cet état de choses.

» Ce but établi et accepté, comment l'atteindre en pratique?

» Il est logique d'envisager d'abord les deux moyens radicaux qui se présentent tout naturellement à l'esprit et qui consisteraient à supprimer toutes les fosses ou à fermer tous les puits.

» La suppression de toutes les fosses est une chose excellente à laquelle tend la Municipalité; mais elle exige, pour être possible, le voisinage d'un égout, ce qui est encore loin d'exister sur tous les points de la ville. Ce remède ne serait d'ailleurs radical qu'en apparence, puisque la mauvaise confection de nos égouts, qui permet les infiltrations des eaux sales dans le sol, laisserait encore subsister une chance de contamination des puits situés à proximité d'un de ces canaux.

» La fermeture de tous les puits semblerait donc plus désirable; mais, tandis qu'elle aussi présenterait de grandes difficultés dans l'application, il ne faudrait pas croire qu'en leur absence les fosses devinssent absolument inoffensives, puisqu'elles continueraient, en infectant le sol, à contaminer, sinon les eaux de boisson, du moins l'atmosphère de nos maisons et de nos rues.

» Il faudrait donc, pour tirer de ces moyens toute l'efficacité qu'ils paraissent présenter au premier abord, les unir dans une même réforme et supprimer à la fois tous les puits et toutes les fosses, ce qui serait sans doute l'idéal au point de vue sanitaire, mais associerait les difficultés devant chacune desquelles nous venons déjà de reculer. Pour limiter les réclamations de l'hygiène à la mesure du possible, afin de ne pas manquer le bien par la poursuite du mieux, j'estime qu'on pourrait se borner, partout où une fosse et un puits existeraient à proximité l'un de l'autre, à exiger la suppression de la fosse s'il existe un égout dans le voisinage, ou celle du puits si la fosse doit être forcément conservée. Ainsi se trouverait sensiblement réduit le nombre des cas où l'autorité municipale aurait à intervenir pour imposer aux propriétaires de maisons des réparations ou des sacrifices, et ce minimum, désormais nécessaire en même temps qu'acceptable, serait précisément de nature à suffire aux principales exigences de la salubrité que nous avons en vue.

» Une seule difficulté se présente, c'est celle qui consiste à préciser l'étendue de la proximité dangereuse; autrement dit, la distance au delà de laquelle la contamination de l'eau de puits par les infiltrations des fosses ne serait plus à craindre.

» Nous savons aujourd'hui que le sol est un excellent épurateur des eaux souillées, et nous lisons notamment dans le rapport de MM. Grancher et Richard au Congrès international d'hygiène de 1889, que dans les conditions ordinaires la nappe souterraine est garantie contre l'immigration des microbes provenant de la surface par la couche de sol protectrice qui la recouvre, et, plus loin, qu'une couche continue de 2 à 3 mètres de terre suffit, en général, pour protéger cette nappe souterraine contre l'apport de germes pathogènes.

» Mais la condition d'épuration dont il est ici question n'est pas celle en présence de laquelle nous nous trouvons, lorsqu'il s'agit des liquides souillés qui s'échappent d'une fosse imparfaitement étanche.

» D'abord l'instrument de cette épuration, le terrain perméable, n'est plus absolument le même, puisqu'il s'agit ici des parois d'une excavation profonde, le plus souvent recouvertes par son contenu, et non de la couche libre et superficielle du sol. « Les règles qui régissent la répartition des germes dans le sens vertical » à la surface du sol, se demandent les auteurs dont » j'ai appelé ici la compétence à mon aide, sont-» elles également vraies pour les parois de ces exca-» vations dans le sens horizontal? Il est impossible » de le dire. Tout ce qu'on peut affirmer, c'est qu'à la » surface même de ces parois les germes ne sont trou-

» blés ni par la lumière, ni par l'oxygène, ni par la
» dessiccation, au même degré que ceux de la surface
» même du sol ; au contraire, les conditions constantes
» d'humidité et de chaleur leur sont favorables. »

» Ensuite et surtout la fosse, de temps à autre, sinon toujours, plonge sans intermédiaire dans la nappe d'eau nécessaire, et, en l'absence ainsi de toute épuration intermédiaire, vient directement mêler ses microbes à cette eau qui les entraînera elle-même vers les puits et les sources que cette eau alimente ou envahit. Dans ce cas, nous disent les mêmes auteurs, les bactéries chemineront d'autant plus vite et plus loin que les pores du terrain seront plus perméables, et ils estiment qu'il est difficile de dire quel chemin elles pourront parcourir ainsi. Il est certain, ajoutent-ils, que des distances de plusieurs mètres peuvent être franchies dans ces conditions, comme le démontrent les nombreuses épidémies de fièvres typhoïdes occasionnées par l'usage de l'eau de puits voisins de fosses d'aisances non étanches.

» En somme, et en attendant des données plus précises, il faut conclure, avec MM. Granger et Richard, qu'une fosse d'aisances doit être considérée comme d'autant plus dangereuse pour un puits que le voisinage est plus immédiat, mais qu'on ne connaît pas de limite où tout danger cesse.

» En présence d'une semblable réalité, la science peut s'abstenir de fixer cette limite encore indécise, mais l'hygiène pratique doit bien se décider à la poser d'une façon arbitraire. Nous ne sommes d'ailleurs pas absolument sans indications à cet égard. A l'occasion de l'épidémie de fièvre typhoïde de Pierrefonds, si bien étudiée dans ses origines par M. Brouardel, M. Chantemesse a trouvé le bacille de la fièvre typhoïde (environ 25,000 par litre) dans l'eau du puits de la maison Reisses, placé à 20 mètres et en contre-bas de la fosse la plus voisine ; il a même trouvé quelques-uns de ces microorganismes dans l'eau du Ru de Berne, dans lequel s'écoule celle du puits précédent à travers une couche de sable et pendant un trajet de 40 mètres environ ; ce serait donc ainsi 20, 40 et peut-être 60 mètres qui auraient pu être parcourus dans le sol par les eaux chargées du microbe typhique. Devant ce parcours effectif de 40 mètres et possible de 60, nous ne saurions évidemment être taxés d'exagération en réclamant pour l'intervalle dont il faut absolument fixer la mesure au minimum de 100 mètres.

» Conformément aux données qui précèdent, j'ai l'honneur de vous proposer, Messieurs, de demander, par l'intermédiaire de M. le Préfet, à la municipalité de Montpellier, comme du reste à toutes les autres municipalités de l'Hérault placées dans les mêmes conditions sanitaires, l'exécution des mesures suivantes :

» 1° Il sera dressé un plan à l'échelle de tous les puits, et parallèlement de toutes les fosses d'aisances et de tous les égouts existant dans le territoire de la commune;

» 2° Quand un puits et une fosse seront éloignés l'un de l'autre d'une distance inférieure à 100 mètres, la fosse sera supprimée si l'immeuble peut se raccorder à l'égout, ou le puits comblé si ce raccordement n'est pas réalisable. Ces mesures seront prises au nom des intérêts supérieurs de la santé publique;

» 3° En outre, même en l'absence de toute fosse, en raison du peu d'étanchéité de nos égouts, et au nom du même intérêt, seront encore comblés tous les puits qui ne seraient pas éloignés de ces canaux par un intervalle de 50 mètres au moins.

» J'ajoute, en terminant, que de pareilles mesures auraient pour effet probable, non seulement de diminuer, peut-être même d'éteindre dans notre ville le fléau déterminé que nous venons d'envisager, mais qu'elles préviendraient, dans une mesure égale ou tout au moins sensible, bon nombre d'autres maladies infectieuses, sporadiques ou épidémiques, telles que la dysenterie, certaines diarrhées, le choléra et peut-être même le croup et les angines diphtéritiques.

» En les prenant, j'ai la conviction que la municipalité rendrait à notre ville un service considérable par l'épargne de vies et de santé qui en serait la conséquence, et, si elle les prenait, j'ai la ferme espérance que la comparaison de ses statistiques futures avec ses tableaux actuels de mortalité ne tarderait pas à témoigner hautement de ce bienfait.

» L'exemple tout récent de la capitale de l'Autriche est tellement de nature, parmi tant d'autres, à l'encourager dans cette entreprise, que je vous prie, Messieurs, de me permettre encore de le lui signaler sous votre patronage, comme l'épilogue naturel de ce rapport.

» Le nombre de décès dus à la fièvre typhoïde était à Vienne, de 1851 à 1873, de 700 à 800 en moyenne ; or, depuis 1873, date de l'inauguration des *hautes eaux*, et sans qu'il y ait à faire la part de la transformation d'autres services, comme la voirie et les égouts, la mortalité de cette cause a diminué dans les proportions suivantes : de 742 encore en 1873 elle est tombée à 502 en 1875, à 200 en 1878, à 152 en 1880 et enfin à 95 en 1884. Une amélioration plus saisissante encore a été constatée au sujet de la dysenterie. Il y avait en moyenne, avant l'inauguration des *hautes eaux*, une centaine de décès par an dus à cette cause. En 1873, date de cette inauguration, cette mortalité tombait à 53, puis elle s'est successivement abaissée jusqu'en 1880, où elle n'était plus que de 11. En 1881, 1882, 1883 et 1884 il n'y a pas eu un seul décès par dysenterie à Vienne. »

Après la lecture de ce rapport, M. le Préfet a déclaré qu'il le transmettra volontiers à M. le Maire de Montpellier, mais en exprimant la crainte que les moyens indiqués par M. Bertin ne puissent être pratiqués en raison de la dépense considérable qu'ils entraîneraient.

M. Mossé a demandé qu'une Commission fût désignée à l'effet d'indiquer les conditions les plus avantageuses dans lesquelles devrait à l'avenir s'opérer l'établissement des égouts.

A la suite d'une discussion générale, les conclusions du rapport présenté par M. Bertin-Sans ont été adoptées par le Conseil.

Objets admis dans les salles de vente publique. — *Utilité de la désinfection préalable et obligatoire des objets mobiliers admis dans les salles de vente publique.*

M. Mossé a appelé l'attention du Conseil sur l'utilité qu'il y aurait d'adopter à Montpellier, où existent une salle de vente publique et une étuve à désinfection mise à la disposition du public, le vœu déjà adopté, sur son initiative, par le dernier Congrès d'hygiène tenu à Paris à l'occasion de l'Exposition universelle, que tous les objets mobiliers, de literie et de vestiaire, ayant appartenu à des personnes atteintes de maladies épidémiques, ne soient admis dans la salle de vente publique que munis d'un certificat établissant qu'ils ont été désinfectés à l'étuve.

M. le Préfet a fait observer que la législation actuelle ne permettait pas de contraindre les citoyens à faire désinfecter leur mobilier. M. Glaize a ajouté qu'il n'existait pas de sanction pénale à appliquer à ceux qui refuseraient d'accomplir cette formalité.

En présence de ces difficultés, le Conseil ne prend pas en considération la proposition de M. Mossé.

TABLE DES MATIÈRES

TABLE ALPHABÉTIQUE

A

B

C

C

T

V

MONTPELLIER. — IMPRIMERIE CENTRALE DU MIDI (HAMELIN FRÈRES).

www.ingramcontent.com/pod-product-compliance
Lightning Source LLC
LaVergne TN
LVHW020333230826
846091LV00003B/852

* 9 7 8 2 3 2 9 7 5 0 0 1 9 *